Alpträume

Fortschritte der Psychotherapie
Band 46
Alpträume
von Prof. Dr. Reinhard Pietrowsky

Herausgeber der Reihe:
Prof. Dr. Dietmar Schulte, Prof. Dr. Kurt Hahlweg,
Prof. Dr. Jürgen Margraf, Prof. Dr. Winfried Rief, Prof. Dr. Dieter Vaitl
Begründer der Reihe:
Dietmar Schulte, Klaus Grawe, Kurt Hahlweg, Dieter Vaitl

Alpträume

von Reinhard Pietrowsky

HOGREFE 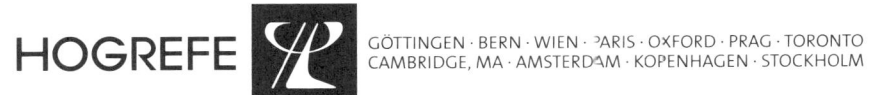 GÖTTINGEN · BERN · WIEN · PARIS · OXFORD · PRAG · TORONTO
CAMBRIDGE, MA · AMSTERDAM · KOPENHAGEN · STOCKHOLM

Prof. Dr. Reinhard Pietrowsky, geb. 1957. 1978-1985 Studium der Psychologie in Tübingen. 1989 Promotion. 1996 Habilitation. Tätigkeiten als wissenschaftlicher Angestellter an den Universitäten Tübingen, Ulm, Bamberg und Lübeck. Ausbildung als Verhaltenstherapeut und Approbation als Psychologischer Psychotherapeut. Seit 1997 Professor für Klinische Psychologie an der Universität Düsseldorf und Leiter der Psychotherapeutischen Hochschulambulanz der Universität Düsseldorf. Forschungsschwerpunkte: Experimentelle Psychopathologie, Essstörungen, Schlafforschung, Psychoneuroendokrinologie.

Wichtiger Hinweis: Der Verlag hat für die Wiedergabe aller in diesem Buch enthaltenen Informationen (Programme, Verfahren, Mengen, Dosierungen, Applikationen etc.) mit Autoren bzw. Herausgebern große Mühe darauf verwandt, diese Angaben genau entsprechend dem Wissensstand bei Fertigstellung des Werkes abzudrucken. Trotz sorgfältiger Manuskriptherstellung und Korrektur des Satzes können Fehler nicht ganz ausgeschlossen werden. Autoren bzw. Herausgeber und Verlag übernehmen infolgedessen keine Verantwortung und keine daraus folgende oder sonstige Haftung, die auf irgendeine Art aus der Benutzung der in dem Werk enthaltenen Informationen oder Teilen davon entsteht. Geschützte Warennamen (Warenzeichen) werden nicht besonders kenntlich gemacht. Aus dem Fehlen eines solchen Hinweises kann also nicht geschlossen werden, dass es sich um einen freien Warennamen handele.

Bibliografische Information der Deutschen Nationalbibliothek

Die Deutsche Nationalbibliothek verzeichnet diese Publikation in der Deutschen Nationalbibliografie; detaillierte bibliografische Daten sind im Internet über http://dnb.d-nb.de abrufbar.

© 2011 Hogrefe Verlag GmbH & Co. KG
Göttingen · Bern · Wien · Paris · Oxford · Prag · Toronto
Cambridge, MA · Amsterdam · Kopenhagen · Stockholm
Merkelstraße 3, 37085 Göttingen

http://www.hogrefe.de
Aktuelle Informationen · Weitere Titel zum Thema · Ergänzende Materialien

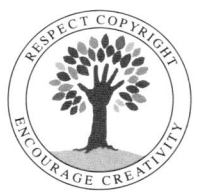
Satz: ARThür, Grafik-Design & Kunst, Weimar
Druck: AZ Druck und Datentechnik GmbH, Kempten
Printed in Germany
Auf säurefreiem Papier gedruckt

ISBN 978-3-8017-2315-6

Inhaltsverzeichnis

Karten:

Kurzanleitung für die Exploration

Merkblatt zur Aufzeichnung von Alpträumen

1 Beschreibung der Störung

Die in diesem Buch beschriebene psychische Störung „Alpträume" wird zu den Parasomnien gerechnet. Parasomnien sind Schlafstörungen, die durch ungewöhnliche Ereignisse während des Nachtschlafs gekennzeichnet sind, die zu psychischen Belastungen und psychischem Leid führen. Die meisten Menschen können sich an angstvolle und bedrohliche Träume erinnern, aus denen sie mit Angst und Schrecken aufgewacht sind. Da der Inhalt dieser Alpträume meistens ungewöhnlich bedrohlich ist, belasten solche Träume den Träumer oft noch längere Zeit: man macht sich Sorgen über den Traum und das eigene Leben, fragt sich was einen so bedrücken könnte, dass man so schlecht träumt, fürchtet, der Traum könnte sich erfüllen und ist oft tagelang verstimmt, verängstigt und deprimiert. Manchmal entwickelt sich eine Angst vor dem Schlafen, da man das Auftreten weiterer Alpträume befürchtet. Alpträume treten zum Glück bei den meisten Menschen selten auf. Jedoch gibt es auch Personen, die häufig von Alpträumen heimgesucht werden. In diesem Fall kann das Leiden unter den Alpträumen eine Störung mit Krankheitswert darstellen und wir sprechen von einer Schlafstörung mit Alpträumen. Alpträume treten darüber hinaus fast immer bei Personen mit einer Posttraumatischen Belastungsstörung auf. Hierbei wird die tatsächlich erlebte belastende Situation (das Trauma) im Traum immer wieder noch einmal durchlebt.

1.1 Bezeichnung

Das im Begriff „*Alptraum*" oder „*Albtraum*" vorkommende Wort „Alp" geht zurück auf das althochdeutsche Wort „alp" oder „alb", das etymologisch mit dem Wort Elfen verwandt ist. Als Alp oder Elfen wurden ursprünglich im germanischen Volksglauben kleine, unterirdisch lebende Erdgeister bezeichnet. Diese wurden von der christlichen Kirche als böse Dämonen und Gespenster gedeutet und mit dem Teufel in Verbindung gebracht. Alp war bereits im Mittelalter auch die Bezeichnung des Nachtmahrs, eines bösen (ursprünglich) weiblichen Geistes, der sich des Nachts, so die Annahme, auf die Brust des Schlafenden setze und ihm die Luft abdrücke. Durch diese Atemnot entstehen die angstbesetzten Träume, die Alpträume oder das Alpdrücken. In der englischen Bezeichnung für den Alptraum, „Nightmare", ist der Name des bösen Nachtgeistes („Mahr") erhalten geblieben.

Herkunft des Wortes „Alptraum"

1

Die Begriffe „Alptraum" und „Albtraum" werden seit der letzten Rechtschreibreform synonym verwendet. Im Folgenden wird der Einheitlichkeit wegen jedoch nur den Begriff „Alptraum" verwendet, da seit dem Mittelhochdeutschen der Begriff „Alp" vorherrschend und diese Schreibweise seit langem gebräuchlich ist. Der Begriff „Angsttraum" wird oft auch synonym für Alptraum gebraucht und wurde noch bis zum DSM-III-R für dieses Störungsbild verwendet. Jedoch gibt es bestimmte definitorische Unterschiede zwischen Alpträumen im eigentlichen Sinne und Angstträumen, so dass hier der Begriff „Angsttraum" nicht synonym für Alpträume verwendet wird.

1.2   Definition und Symptomatik

> **Merke:**
>
> Alpträume sind definiert als ein „Traumerleben voller Angst und Furcht mit einer sehr detaillierten Erinnerung an den Trauminhalt". Typische Traumthemen sind Verfolgung, Angriff oder Verletzung durch Menschen oder Tiere, Bedrohung des eigenen Lebens oder des Lebens anderer bis hin zur Tötung, schwere Krankheiten oder auch die eigene Täterschaft an anderen Personen. In der Regel führen die Alpträume zum Erwachen des Träumenden mit einer sehr schnellen Orientierung nach dem Wachwerden.

Werden sehr angstbesetzte Träume geträumt, ohne dass der Schläfer erwacht, spricht man von Angstträumen. In letzter Zeit wird aber das Erwachen als notwendiges Kriterium für einen Alptraum vermehrt in Frage gestellt (Davis, 2009) und die Angstträume werden daher auch zu den Alpträumen gezählt.

> ### Fallbeispiel
>
> Frau E. ist eine 24-jährige Kindergärtnerin, die wiederholt (etwa einmal pro Woche) von Alpträumen heimgesucht wird. Alpträume hat sie schon solange sie sich erinnern kann, also bereits seit der Kindheit. In den letzten Jahren hätten sich die Alpträume aber auf ein Thema fokussiert. Sie träumt immer davon, dass in ihre Wohnung eingebrochen wird, während sie allein zuhause ist, und sie bedroht wird. Ein typischer Traum war, dass sie träumte, dass ihr Freund morgens aufgestanden sei, um zur Arbeit zu gehen, während sie noch im Bett lag. Sie hörte, wie ihr Freund dann die Wohnungstür zuzog und die Haustür ins Schloss fiel. Kurze Zeit später hörte sie, wie die Haustür aufging. Sie dachte sich noch, ihr Freund hätte etwas vergessen und sei deshalb wieder zurückgekommen. Dann aber hörte sie, wie ihre Wohnungstür aufging und plötzlich stand auch schon ein fremder Mann in ihrem Schlafzimmer. Der bedrohte sie

mit einer Pistole und zwang sie, alles Geld und die Wertsachen, die sie zu Hause hatte, ihm auszuhändigen. Dann nahm er ihr Handy und schloss die Wohnungstür von außen zu, so dass sie keine Hilfe holen konnte. Nachdem er weg war, konnte sie zuerst vor Angst nicht klar denken, dann allerdings fiel ihr ein, dass sie in irgendeiner Schublade noch ein altes Handy hatte. Dieses holte sie und rief damit ihren Freund an. Der kam auch gleich von der Arbeit nach Hause und zusammen gingen sie dann zur Polizei. Als sie zu dem Beamten in das Zimmer kam, der die Anzeige aufnehmen sollte, erkannte sie voller Entsetzten, dass es der Einbrecher war. Aus Angst vor ihm und seiner Rache beschrieb sie dann eine ganz andere Person. Sehr deutlich erinnerte sie sich daran, dass der Polizist sie ständig angrinste. Als die Aufnahme des Protokolls fertig war, zischte er ihr zu „ich krieg dich noch". Dann sei sie voller Angst und Entsetzen aufgewacht.

Im ICD-10 (Dilling, Mombour & Schmidt, 1993) und DSM-IV-TR (Saß, Wittchen, Zaudig & Houben, 2003) werden Alpträume unter den Parasomnien geführt. Die diagnostischen Kriterien der Alpträume unterscheiden sich zwischen der ICD-10 und dem DSM-IV-TR geringfügig (vgl. Tab. 1). Gemeinsam ist aber beiden Diagnosesystemen, dass Alpträume (1) zu einem Erwachen aus dem Schlaf führen, (2) mit einer detaillierten und lebhaften Erinnerung an den bedrohlichen Traum einhergehen, (3) nach dem Wachwerden eine rasche Orientierung eintritt und (4) das Traumerleben, bzw. die daraus resultierende Schlafstörung mit einem deutlichen Leiden einhergehen. In der ICD-10 werden Alpträume unter dem Kapitel „F5 Verhaltensauffälligkeiten mit körperlichen Störungen und Faktoren" unter der Gruppe „F51 nicht-organische Schlafstörungen" mit der Ziffer F51.5 kodiert. Im DSM-IV-TR finden sich Alpträume unter dem Kapitel „Schlafstörungen", Unterkapitel „Parasomnien" als „Schlafstörung mit Alpträumen" unter der Ziffer 307.47.

Alpträume in den Klassifikationssystemen

> **Merke:**
>
> Alpträume werden im ICD-10 und DSM-IV-TR fast gleich definiert. Ein Unterschied besteht vor allem darin, dass das DSM-IV-TR explizit erwähnt, dass die Alpträume nicht ausschließlich im Verlauf einer anderen psychischen Störung auftreten und nicht auf die direkte körperliche Wirkung einer Substanz oder eines medizinischen Krankheitsfaktors zurückzuführen sind.

Für Schlafstörungen gibt es ein weiteres, sehr differenziertes, Klassifikationssystem, die von der American Sleep Disorders Association herausgegebene „International Classification of Sleep Disorders (ICSD-2)" in der derzeit gültigen zweiten Auflage (American Sleep Disorders Association, 2005). Die ICSD-2 klassifiziert die Alpträume ebenfalls unter den Parasom-

Das ICSD-2

nien, Untergruppe „Parasomnias usually associated with REM sleep" mit der Kodierziffer 307.47–0. Das ICSD-2 führt für Alpträume („Nightmares") sechs Kriterien auf. Diese Kriterien decken sich weitgehend mit denen des ICD-10 oder DSM-IV-TR. Es wird im ICSD-2 jedoch zusätzlich genannt, dass polysomnografische Aufzeichnungen (also die Registrierung des Schlaf-EEGs, der Augenbewegungen, der elektrischen Muskelaktivität, der Atmung und des EKGs) ein abruptes Erwachen nach mindestens 10 Minuten REM-Schlaf, eine milde Tachykardie und Tachypnoe während der Episode und das Fehlen von epileptischer (Hirn-)Aktivität in Verbindung mit der Störung aufweisen.

Idiopathische und post-traumatische Alpträume

Die in den Diagnosekriterien ICD-10, DSM-IV-TR und ICSD-2 beschriebenen und definierten Störungen mit Alpträumen beziehen sich auf sogenannte *idiopathische Alpträume*. Das sind Alpträume, die als eigenständige

Tabelle 1: Diagnostische Kriterien für Alpträume nach ICD-10 (F51.5) bzw. DSM-IV-TR (307.47)

ICD-10	DSM-IV-TR
1. Aufwachen aus dem Nachtschlaf oder nach kurzem Schlafen mit detaillierter und lebhafter Erinnerung an heftige Angstträume, meistens mit Bedrohung des Lebens, der Sicherheit oder des Selbstwertgefühls. Das Aufwachen erfolgt dazu zeitunabhängig, typischerweise aber während der zweiten Hälfte des Nachtschlafes.	A. Wiederholtes Erwachen aus der Hauptschlafphase oder aus „Nickerchen" mit detaillierter Erinnerung an ausgedehnte und extrem furchterregende Träume, die üblicherweise eine Bedrohung des Überlebens, der Sicherheit oder des Selbstwertes beinhalten. Im Allgemeinen tritt das Erwachen in der zweiten Hälfte der Schlafperiode auf.
2. Nach dem Aufwachen aus ängstigenden Träumen wird die betroffene Person rasch orientiert und munter.	B. Die Person ist beim Erwachen aus dem furchterregenden Traum rasch orientiert und wach (im Gegensatz zur Verwirrung und Desorientiertheit beim Pavor nocturnus oder bei einigen Formen von Epilepsie).
3. Das Traumerlebnis und die Schlafstörung, die aus dem Aufwachen in Verbindung mit diesen Episoden resultiert, verursachen einen deutlichen Leidensdruck.	C. Die Traumerfahrung oder die durch das Erwachen bedingte Schlafstörung verursacht in klinisch bedeutsamer Weise Leiden oder Beeinträchtigungen in sozialen, beruflichen und anderen wichtigen Funktionsbereichen.
	D. Die Alpträume treten nicht ausschließlich im Verlauf einer anderen psychischen Störung (z.B. Delir, Posttraumatische Belastungsstörung) auf und gehen nicht auf die direkte körperliche Wirkung einer Substanz (z.B. Droge, Medikament) oder eines medizinischen Krankheitsfaktors zurück.

4

Störung auftreten. Eigenständige Störung meint hierbei, dass entweder keine weiteren psychischen Störungen bei dem betreffenden Patienten vorhanden sind oder eine komorbide Störung vorliegt (z. B. Depression oder Angststörung), für die die Alpträume aber kein notwendiges Symptom darstellen. Von den idiopathischen Alpträumen sind die *posttraumatischen Alpträume* (oder posttraumatischen Wiederholungen) zu unterscheiden, die ein wesentliches Symptom der akuten oder posttraumatischen Belastungsstörung darstellen. Es scheint, dass nicht nur die Genese, sondern auch die Symptomatologie von idiopathischen und posttraumatischen Alpträumen unterschiedlich ist (siehe unten).

> **Merke:**
>
> Bei den Alpträumen unterscheidet man zwischen idiopathischen und posttraumatischen Alpträumen.

Für die Diagnose von Alpträumen nach ICD-10 wird kein Häufigkeitskriterium genannt, für die Diagnose einer Schlafstörung mit Alpträumen nach DSM-IV-TR gilt ein wiederholtes Auftreten der Alpträume als Voraussetzung. Die Häufigkeit von Alpträumen ist bei Kindern und Erwachsenen sehr unterschiedlich. Bei Erwachsenen, für die in der Regel die Störungsdiagnose vorbehalten ist, gilt das Auftreten von mehr als einem Alptraum pro Monat als häufiges Auftreten von Alpträumen. Im Allgemeinen wird daher unterschieden zwischen gelegentlichen Alpträumen (weniger als zwölf Alpträume pro Jahr) und häufigen Alpträumen (mehr als zwölf Alpträume pro Jahr; Belicki, 1992). *(Häufigkeitskriterien für Alpträume)*

Wichtiger als die reine Auftretensfrequenz der Alpträume scheint das durch sie verursachte Leiden bzw. die resultierende Beeinträchtigung zu sein (Kriterium C nach DSM-IV-TR, Kriterium 3 nach ICD-10). Ein explizites Kriterium für den Schweregrad führt die ICSD-2 auf. So werden nach ICSD-2 ein milder, moderater und ausgeprägter Schweregrad unterschieden. Ein milder Schweregrad liegt bei weniger als einem Alptraum pro Woche und keiner Beeinträchtigung der psychosozialen Funktion vor, ein moderater Schweregrad ist definiert durch mehr als einen Alptraum pro Woche und mäßigen psychosozialen Beeinträchtigungen. Ein ausgeprägter Schweregrad ist gegeben, wenn Alpträume fast jede Nacht auftreten und daraus mittlere bis starke Beeinträchtigungen des psychosozialen Funktionsniveaus resultieren. Jedoch können Betroffene durchaus auch beim wiederholten, aber doch seltenen Auftreten von Alpträumen (weniger als ein Alptraum pro Monat) subjektiv sehr stark unter diesen Träumen leiden und beeinträchtigt sein. *(Schweregrad von Alpträumen)*

Das ICSD-2 führt weiterhin ein Chronifizierungskriterium für Alpträume auf: treten die Alpträume erst seit weniger als einem Monat auf, werden sie als akut bezeichnet, subakute Alpträume treten länger als seit einem *(Chronifizierungskriterien für Alpträume)*

Monat, aber kürzer als seit 6 Monaten auf und chronische Alpträume sind dadurch definiert, dass die Betroffenen länger als seit 6 Monaten Alpträume haben.

Ausschluss-kriterien für Alpträume Um die Kriterien für das Störungsbild der Alpträume (ICD-10) bzw. Schlafstörung mit Alpträumen (DSM-IV-TR) zu erfüllen, ist es notwendig, dass Alpträume wiederholt auftreten und diese nicht ausschließlich im Verlauf einer anderen psychischen Störung auftreten oder durch die Wirkung einer Substanz erklärt werden können. Typisch ist, dass bei einer Person oft dasselbe Alptraumthema, z. B. Verfolgung, in unterschiedlichen Variationen in den Alpträumen immer wieder zum Ausdruck kommt. Eine Besonderheit stellen die alptraumhaften (posttraumatischen) Wiederholungen beim Störungsbild der Posttraumatischen Belastungsstörung (PTBS) dar, welche dadurch charakterisiert ist, dass das erlebte traumatische Ereignis immer wieder in Alpträumen in gleicher Weise geträumt wird. Da die alptraumhaften Wiederholungen bei der PTBS ein (wesentliches) Symptom dieser Störung sind, werden diese Alpträume unter der PTBS klassifiziert (siehe Kapitel 1.3). Für die Behandlung der PTBS sei auf Ehlers (1999) verwiesen. Es kann trotzdem in vielen Fällen indiziert sein, zusätzlich zur PTBS die posttraumatischen Alpträume spezifisch zu behandeln.

Merke:

Die posttraumatischen Wiederholungen im Rahmen einer PTBS können neben der eigentlichen Behandlung der PTBS eine zusätzliche, gesonderte Behandlung sinnvoll erscheinen lassen.

Da Alpträume in der Regel zum Erwachen führen, das mit einer schnellen und umfassenden Orientierung verbunden ist, weiß der Träumer also normalerweise gleich nach dem Aufwachen, dass er geträumt hat und die im Allgemeinen sehr lebendige Erinnerung an den Trauminhalt kann eindeutig als Traum erkannt werden. Die durch den Alptraum ausgelösten Gefühle von Angst, Hilflosigkeit oder Ekel können aber sowohl wegen ihrer Intensität, als auch wegen der folgenden Bewertung durch den Träumer, dazu führen, dass ein rasches Wiedereinschlafen schwerfällt. Daher können Alpträume dazu führen, dass sekundär ein Schlafdefizit auftritt und die Betroffenen soziale oder berufliche Beeinträchtigungen erleiden. In extremen Fällen kann die Angst vor dem Auftreten von Alpträumen dazu führen, dass es bei den Betroffenen zu einer Angst vor dem Einschlafen kommt, was wiederum sekundäre Folgestörungen mit sich führen kann (z. B. Einschlafstörungen, Substanzmissbrauch).

Zusammengefasst kann also festgehalten werden, dass eine Schlafstörung mit Alpträumen neben den in den Klassifikationssystemen genannten Kriterien zusätzlich noch über die Häufigkeit, Intensität und Chronizität der Alpträume definiert werden kann, die in Tabelle 2 aufgelistet sind.

6

Tabelle 2: Kriterien der Alptraumhäufigkeit, Alptraumschwere und Alptraumchronifizierung

Alptraumhäufigkeit	– gelegentlich: weniger als 12 Alpträume pro Jahr – häufig: mehr als 12 Alpträume pro Jahr
Alptraumschwere	– mild: weniger als 1 Alptraum pro Woche, keine psychosozialen Beeinträchtigungen – moderat: mehr als 1 Alptraum pro Woche, geringe psychosoziale Beeinträchtigungen – ausgeprägt: Alptraum fast täglich, mittlere bis starke psychosoziale Beeinträchtigung
Alptraum-chronifizierung	– akut: weniger als 1 Monat – subakut: mehr als 1 Monat aber weniger als 6 Monate – chronisch: mehr als 6 Monate

Alpträume und Schlafphasen

Idiopathische Alpträume treten in der Regel während der REM-(Rapid-Eye-Movement)-Schlafphase auf. Diese Schlafphase dominiert in der zweiten Nachthälfte und wird zum Morgen hin immer länger. Daher nimmt auch die Wahrscheinlichkeit für Alpträume zum Morgen hin zu, wenngleich sie zu jeder Nachtzeit vorkommen können.

Merke: Das typische Schlafprofil einer Nacht

Typischerweise treten in einer Nacht fünf sogenannte Schlafzyklen auf, die aus einer Abfolge von Non-REM- und REM-Schlaf bestehen und jeweils ca. 90 bis 100 Minuten dauern. Jeder Schlafzyklus beginnt in der Regel mit Non-REM-Schlaf und endet mit REM-Schlaf. Dabei wird im Lauf einer Nacht der Non-REM-Anteil immer kürzer, während der REM-Anteil immer länger wird, wobei die Gesamtdauer eines Schlafzyklus während der Nacht annähernd konstant bleibt. Somit werden gegen Morgen die REM-Schlafphasen immer länger.

Obwohl davon ausgegangen wird, dass wir in allen Schlafphasen träumen, sind die Träume während des REM-Schlafs besonders lebendig und können gut erinnert und berichtet werden. Wie aus elektroencephalografischen Untersuchungen während des Schlafs (Schlaf-EEG) bekannt ist, weist das Gehirn während des REM-Schlafs eine erhöhte Aktivität auf, die der des Wachzustands ähnelt. Der REM-Schlaf ist durch lebhafte Augenbewegungen gekennzeichnet (daher der Name), was vermutlich mit der intensiven Traumtätigkeit während dieser Phase zusammenhängt. Aus Schlaf-EEG-Untersuchungen ist bekannt, dass Alpträumen in der Regel längere (mindestens 10 Minuten dauernde) REM-Phasen vorausgehen, die durch ein besonders hohes Ausmaß an schnellen Augenbewegungen gekennzeichnet

Alpträume und REM-Schlaf

7

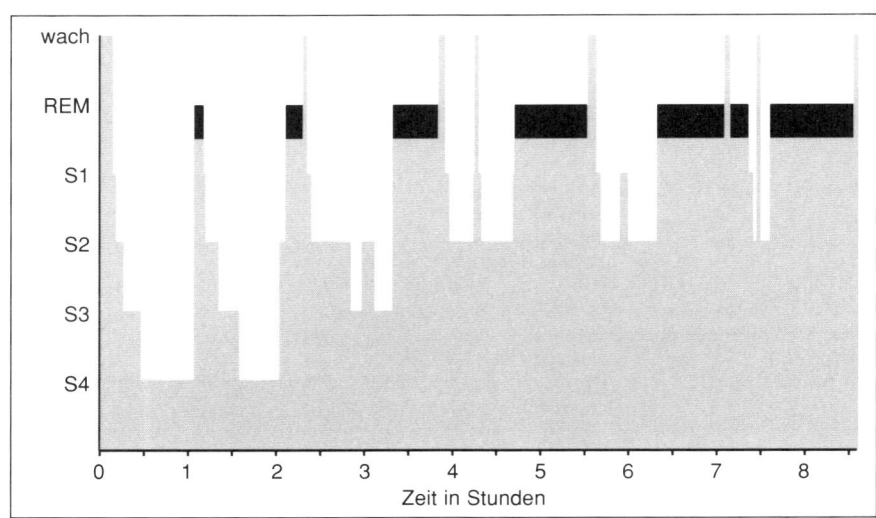

Abbildung 1: Typisches Schlafprofil (Hypnogramm) einer Nacht. Dargestellt sind die Zeiten in Wachheit, REM-Schlaf und den vier Non-REM-Schlafphasen (S1, S2, S3, S4).

sind. Ein weiteres wesentliches physiologisches Merkmal des REM-Schlafs ist, dass die Aktivierung der Skelettmuskulatur deutlich reduziert ist, bis hin zu einer Lähmung der Skelettmuskulatur. Diesem Umstand ist es wohl zu verdanken, dass selbst bei intensiven (Alp-)Träumen mit ausgeprägten (geträumten) Bewegungen, es im Traum normalerweise zu keinen oder nur deutlich reduzierten Bewegungen kommt. Ist diese Unterdrückung der Willkürmotorik nicht gegeben, kann es zu der REM-Schlaf-Verhaltensstörung kommen (siehe Kapitel 1.3). Im Gegensatz zu den ideopathischen Alpträumen des letzten Drittels der Nacht, treten die posttraumatischen Wiederholungen in früheren REM-Stadien oder sogar im Non-REM-Schlaf auf (Davis, 2009; Schredl, 2008).

Idiopathische und posttraumatische Alpträume

Unterschiede zwischen idiopathischen und post-traumatischen Alpträumen

Idiopathische und posttraumatische Alpträume unterscheiden sich nicht nur hinsichtlich des Schlafstadiums ihres Auftretens, sondern auch in Bezug auf die vegetative Angstreaktion und den Trauminhalt. Nach dem Erwachen aus einem Alptraum besteht zwar eine ausgeprägte psychische Erregung, jedoch ist die vegetative Aktivierung bei idiopathischen Alpträumen relativ gering. Wenn sie auftritt, zeigt sie sich in Form von leichtem Schwitzen, schnellerem Herzschlag (Tachykardie) oder erhöhter Atemfrequenz (Tachypnoe). Bei posttraumatischen Alpträumen ist hingegen die vegetative Erregung im Allgemeinen sehr stark.

Die Unterschiede zwischen beiden Alptraumformen sind in der Tabelle 3 zusammengefasst. Im Folgenden sind beide Alptraumformen gemeint, wenn von Alpträumen gesprochen wird. Nur wenn es um Spezifika der idiopathischen oder posttraumatischen Alpträume geht, werden diese Begriffe explizit verwendet.

Tabelle 3: Unterschiede zwischen idiopathischen und posttraumatischen Alpträumen (modifiziert nach Schredl, 2008)

	Idiopathische Alpträume	Posttraumatische Alpträume
Aufwachzeitpunkt	vorwiegend zweite Nachthälfte	erste und zweite Nachthälfte
Schlafstadium	REM-Schlaf	REM- oder Non-REM-Schlaf
vegetative Angstreaktion	mittelgradig	stark bis sehr stark
Trauminhalt	fiktive Situation	tatsächlich er ebte Situation

1.3   Differenzialdiagnose

Die wichtigste differenzialdiagnostische Abklärung der Alpträume ist gegenüber dem Pavor nocturnus und dem Schlafwandeln zu treffen. Daher werden die beiden Störungsbilder hier ausführlicher dargestellt. Schlafwandeln und Pavor nocturnus sind beide durch die relativ schwere Erweckbarkeit und das Fehlen einer deutlichen Traumerinnerung gekennzeichnet und unterscheiden sich darin wesentlich von den Alpträumen. Des Weiteren treten Schlafwandeln und Pavor nocturnus ausschließlich aus dem Tiefschlaf heraus auf, der auf die erste Hälfte des Schlafs beschränkt ist, während Alpträume überwiegend ein Phänomen des REM-Schlafs darstellen, der in der zweiten Schlafhälfte dominiert.

1.3.1   Pavor nocturnus

Die differenzialdiagnostische Abgrenzung der Alpträume gegenüber dem Pavor nocturnus dürfte häufig relevant sein. Die Unterschiede zwischen beiden Störungsbildern sind aber recht deutlich. Beim Pavor nocturnus handelt es sich um ein Aufwachen aus dem Schlaf, das durch eine sehr starke physiologische Erregung bei gleichzeitig fehlender oder nur sehr schwacher Erinnerung an einen Trauminhalt gekennzeichnet ist. Das Aufwachen beim Pavor nocturnus ist typischerweise ein Aufschrecken, das oft mit einem lauten Schrei begleitet wird. Hingegen ist der Alptraum durch

Das Störungsbild des Pavor nocturnus

9

sofortige Wachheit, volle Orientierung und eine detaillierte Traumerinnerung gekennzeichnet. Ferner tritt der Pavor nocturnus zu Beginn des Schlafs auf und der Alptraums gegen Ende des Schlafs. Beim Pavor nocturnus besteht eine deutlich stärkere vegetative Erregung als beim Alptraum. Darüber hinaus kommt der Pavor nocturnus in der Regel hauptsächlich bei Kindern und Jugendlichen vor und ist bei Erwachsenen sehr selten. Das nachfolgende Fallbeispiel illustriert das Störungsbild.

Fallbeispiel

K. ist ein fünf Jahre alter Junge. In der vergangenen Nacht fing er plötzlich an zu schreien. Seine Augen waren starr geradeaus gerichtet. Die gesamte Muskulatur schien verkrampft und angespannt. Die Eltern waren an seinem Bett. Er schrie etwa eine halbe Stunde und war gar nicht zu beruhigen. Dann sagte er „Wald" und „es tut so weh" und „helft mir, mein Kopf, mein Kopf!" Dann beruhigte er sich ein bisschen, schluchzte aber weiter. Dann fing er erneut an zu sprechen: „Geh weg, Papa! Blöder Papa. Ich will zu meiner Mama." Währenddessen hielt ihn aber seine Mutter die ganze Zeit. Er schaute seine Mutter mit einem ganz seltsamen Blick an, so als ob er sie noch nie gesehen hat. Plötzlich sprang er auf und entspannte sich. Dann lächelte er und kuschelte sich in die Arme seiner Mutter und schlief wieder ein. Am nächsten Morgen konnte er sich an nichts erinnern und alles war so wie immer.

Die Diagnosekriterien für Pavor nocturnus nach ICD-10 (F51.4) und DSM-IV-TR (307.46) sind relativ ähnlich. Gemeinsam ist beiden Diagnosesystemen, dass Pavor nocturnus gekennzeichnet ist durch (1) wiederholte Episoden von plötzlichem Hochschrecken aus dem Schlaf, beginnend mit einem Panikschrei, (2) starke vegetative Erregung während der Episode, (3) der Betroffene kaum durch andere Personen zu beruhigen ist, (4) keine oder sehr fragmentarische Erinnerungen an einen Traum bestehen und für die Episode eine Amnesie besteht, (5) dass die Störung nicht auf Substanzen oder andere medizinische Krankheitsfaktoren zurückgeht. Im DSM-IV-TR ist zusätzlich das Kriterium genannt, dass die Episoden des Pavor nocturnus in bedeutsamer Weise klinisches Leiden oder Beeinträchtigungen in sozialen, beruflichen oder anderen wichtigen Funktionsbereichen hervorrufen. In der ICD-10 (Dilling et al., 1993) wird Pavor nocturnus unter dem Kapitel „F5 Verhaltensauffälligkeiten mit körperlichen Störungen und Faktoren" unter der Gruppe „F51 nicht-organische Schlafstörungen" mit der Ziffer F51.4 kodiert. Im DSM-IV-TR (Saß et al., 2003) findet sich Pavor nocturnus unter dem Kapitel „Schlafstörungen", Unterkapitel „Parasomnien" unter der Ziffer 307.46. Die nosologische Nähe des Pavor nocturnus zum Schlafwandeln zeigt sich auch in der identischen Kodierung im DSM-IV.

> **Merke:**
>
> Im Gegensatz zu Alpträumen handelt es sich beim Pavor nocturnus um eine Störung, die vor allem bei Kindern vorkommt und mit einer ausgeprägten vegetativen Aktivierung einhergeht bei gleichzeitig fehlender oder schwacher Erinnerung an den Trauminhalt.

1.3.2 Schlafwandeln

Die differenzialdiagnostische Abgrenzung der Alpträume gegenüber dem Schlafwandeln (Somnambulismus) ist ebenfalls von großer Relevanz, da beide Störungsbilder gemeinhin oft miteinander vermengt werden. Es handelt sich jedoch um zwei sehr distinkte Störungen, die deutliche Unterschiede aufweisen. Im Grunde gehen Alpträume – entgegen landläufiger Vorstellungen – so gut wie nicht mit dem Schlafwandeln einher. Beim Schlafwandeln verlassen die Betroffenen ohne aufzuwachen das Bett und gehen im Zimmer, im Haus und gelegentlich sogar außerhalb des Hauses umher. In diesem Zustand können sogar einfache Tätigkeiten erledigt werden (wie etwa Dinge aufräumen oder auf die Toilette gehen). Charakteristisch ist, dass die Person in der Regel wieder das Bett aufsucht, weiterschläft und nach dem morgendlichen Erwachen keine Erinnerung an das Schlafwandeln hat. Im Gegensatz zu den Alpträumen findet also – wie bei Pavor nocturnus – kein Erwachen statt. Schlafwandeln tritt in der Regel im Tiefschlaf auf, also im ersten Drittel der Nacht. Ängstigende oder erschreckende Trauminhalte, die das Wesen der Alpträume charakterisieren, können beim Schlafwandeln oft nur vermutet werden, auch wenn es manchmal Hinweise dafür gibt, dass Schlafwandler vor einer Person oder einem Ereignis zu fliehen scheinen.

Das Störungsbild des Schlafwandelns

Fallbeispiel

Herr B. ist ein ruhiger, intelligenter, 27-jähriger Mann, der unter wiederholten, zum Teil gewalttätigen, Attacken von Schlafwandeln leidet. Eine typische Attacke beginnt damit, dass Herr B. im Schlaf anfängt, unverständlich zu reden und zu murmeln. Dann steht er auf, wandert in seinem Schlafzimmer umher, schreit, spricht mit Personen, die nicht anwesend sind und schlägt um sich oder wirft mit Gegenständen. Bei diesen Gelegenheiten hat er schon mehrfach seine Ehefrau verletzt. Manchmal verlässt er auch sein Schlafzimmer und geht im Haus umher. Dann kann es vorkommen, dass er den Fernseher einschaltet und eine zeitlang fernsieht. Nach etwa einer halben Stunde bis Stunde geht er wieder ins Bett und schläft weiter. Am nächsten Morgen kann er sich an das Schlafwandeln oder Ereignisse während des Schlafwandelns nicht erinnern. Es gibt keine Hinweise für eine andere psychische Störung, neurologische Auffälligkeiten oder ein erlebtes Trauma bei Herrn B.

11

Die diagnostischen Kriterien des Schlafwandelns unterscheiden sich zwischen der ICD-10 und dem DSM-IV-TR kaum. Gemeinsam ist beiden Diagnosesystemen, dass Schlafwandeln (1) aus wiederholten Episoden von Verlassen des Bettes und Umhergehen während des ersten Schlafdrittels besteht, (2) während des Schlafwandelns die Person nur schwer ansprechbar ist und einen starren Gesichtausdruck hat, (3) nach dem Aufwachen eine Amnesie für diese Episode besteht, (4) dass bei einem Aufwachen kurze Zeit nach der Episode keine Beeinträchtigung der psychischen Funktionen besteht, (5) dass die Störung nicht auf Substanzen oder eine andere körperliche oder psychische Störung zurückgeht. Wie beim Pavor nocturnus auch, hat das DSM-IV zusätzlich das Kriterium, dass die Episoden des Schlafwandelns in bedeutsamer Weise klinisches Leiden oder Beeinträchtigungen in sozialen, beruflichen oder anderen wichtigen Funktionsbereichen hervorrufen. In der ICD-10 (Dilling et al., 1993) wird Schlafwandeln unter dem Kapitel „F5 Verhaltensauffälligkeiten mit körperlichen Störungen und Faktoren" unter der Gruppe „F51 nicht-organische Schlafstörungen" mit der Ziffer F51.3 kodiert. Im DSM-IV-TR (Saß et al., 2003) findet sich Schlafwandeln unter dem Kapitel „Schlafstörungen", Unterkapitel „Parasomnien" als „Schlafstörung mit Schlafwandeln" unter der Ziffer 307.4.

Merke:

Im Gegensatz zu Alpträumen handelt es sich beim Schlafwandeln um eine Störung, die durch eine ausgeprägte motorische Aktivität und eine fehlende Erinnerung an Trauminhalte und das Schlafwandeln gekennzeichnet ist.

1.3.3 Weitere Schlafstörungen

Abgrenzung zu weiteren Schlafstörungen

REM Schlaf-Verhaltensstörung

Weitere Parasomnieformen, von denen Alpträume differenzialdiagnostisch zu unterscheiden sind, sind die REM-Schlaf-Verhaltensstörung und die Schlafparalyse. Bei der *REM-Schlaf-Verhaltensstörung* (327.42) zeigen die Betroffenen oft eine auffällige motorische Unruhe und ungewöhnliche Aktivitäten während des REM-Schlafs (z. B. um sich schlagen oder den Bettpartner würgen). Wie die Alpträume auch, tritt diese Störung vornehmlich in der zweiten Nachthälfte auf. Auch besteht bei der REM-Schlaf-Verhaltensstörung eine lebhafte Erinnerung an einen im Allgemeinen bedrohlichen Traum, normalerweise jedoch keine Erinnerung an die Aktivitäten während des Schlafs. Ein Aufwachen wie beim Alptraum ist in der Regel nicht gegeben. Die Diagnose einer REM-Schlaf-Verhaltensstörung sollte dann gegeben werden, wenn die motorische Aktivität sehr ausgeprägt ist und über das Alptraumerleben dominiert.

Schlafparalyse

Bei der *Schlafparalyse* (327.42) tritt eine Unfähigkeit auf, willkürliche Bewegungen während des Übergangs zwischen Wachsein und Schlafen aus-

12

zuführen. Dies kann sowohl beim Übergang zum Einschlafen (hypnagog) als auch beim Übergang vom Schlafen zum Aufwachen (hynopomp) auftreten. Diese Gelähmtheit ruft meist extreme Angst hervor. In der Regel werden bei dieser Störung keine Angstträume berichtet, aber manche Betroffene interpretieren den paralysierten Zustand fälschlicherweise als Alptraum. Damit ist die erlebte Angst sekundär auf das Lähmungsgefühl und die damit einhergehende Bedrohung zurückzuführen, während bedrohliche Trauminhalte in der Regel nicht berichtet werden.

Des Weiteren sind Alpträume von der atmungsgebundenen Schlafstörung, der Narkolepsie und der substanzinduzierten Schlafstörung zu differenzieren. Bei der *atmungsgebundenen Schlafstörung* kann das Erstickungsgefühl in Kombination mit erhöhter vegetativer Erregung von den Betroffenen als Alptraum fehlinterpretiert werden. Im Gegensatz zu Alpträumen können Schlaf-Apnoen (das vorübergehende Aussetzen der Atmung), die bei der atmungsgebundenen Schlafstörung als stärkstes Symptom auftreten können, aber während der gesamten Nacht vorkommen. Bei der *Narkolepsie* fallen die Betroffenen während normaler Tagesaktivitäten unwillkürlich und unwiderstehbar in kurze Anfälle von erholsamem Schlaf, der mit einem Verlust des Muskeltonus (Kataplexie) und REM-Schlaf-Episoden einhergeht. Die Narkolepsie geht oft mit hypnagogen oder hypnopompen Halluzinationen einher, die als sehr intensiv beschrieben werden und traumartigen oder alptraumartigen Charakter annehmen können. Diese sind aber nicht mit den eigentlichen Alpträumen im nächtlichen REM-Schlaf gleichzusetzen und von diesen zu unterscheiden. Bei der *substanzinduzierten Schlafstörung* handelt es sich um eine ausgeprägte Schlafstörung, die als direkte Folge einer Substanz (Droge, Medikament) anzusehen ist. Typisch sind hier vor allem Insomnien und Hypersomnien, es können aber auch Parasomnien auftreten. Vor allem durch trizyklische Antidepressiva und Amphetamine können Alpträume induziert werden (siehe Kapitel 2.2.5). In solchen Fällen würde nicht eine Schlafstörung mit Alpträumen, sondern eine substanzinduzierte Schlafstörung vom Parasomnie-Typus (DSM-IV: 780.59) diagnostiziert werden.

Atmungs-gebundene Schlafstörung

Narkolepsie

Substanz-induzierte Schlafstörung

Vor allem beim Entzug bestimmter Substanzen (Alkohol, Benzodiazepine) kann es häufig zu einem „REM-Rebound", also einer Zunahme von REM-Schlaf gleich nach dem Einschlafen, kommen, was mit vermehrten Alpträumen einhergehen kann (siehe Kapitel 2.2.5). In diesen Fällen ist zu entscheiden, ob Alpträume oder eine substanzinduzierte Schlafstörung zu diagnostizieren ist.

1.3.4 Alpträume bei anderen psychischen Störungen

Des Weiteren ist differenzialdiagnostisch abzuklären, ob die Alpträume im Rahmen einer PTBS auftreten, so dass sie als Symptom dieser Störung und damit als posttraumatische Wiederholungen angesehen werden können.

Schließlich besteht eine Reihe von typischen Komorbiditäten von (idiopathischen) Alpträumen mit anderen psychischen Störungen (z. B. Angststörungen, Depressionen, Schizophrenien), so dass abzuklären ist, ob die Alpträume Symptom dieser Störung sind oder als eigene Störungsentität zu diagnostizieren sind.

1.4 Epidemiologie

Prävalenz von Alpträumen

Die Prävalenzraten von (häufigen) Alpträumen liegen für die erwachsene Bevölkerung zwischen 1 und 8 % (Spoormaker, Schredl & van den Bout, 2006). Eine mittlere Prävalenzrate von 5 % für das wiederholte Auftreten von Alpträumen bei Erwachsenen scheint ein sehr realistischer Wert für die Allgemeinbevölkerung zu sein und wurde mehrfach in verschiedenen Ländern repliziert (Janson, Gislason, de Backer, Plaschke, Björnsson, Hetta & Kristbjarnason, 1995; Ohayon, Morselli & Guilleminault, 1997). Im Kindesalter treten Alpträume häufiger auf und die Prävalenz ist bei Kindern zwischen sechs und zehn Jahren am höchsten. So berichtet jedes zweite Kind dieses Alters über zumindest gelegentliche Alpträume. Allerdings gelten Alpträume bei Kindern nicht als pathologisch.

Die genannten Prävalenzzahlen für Alpträume verteilen sich nicht gleichmäßig über die Bevölkerung. So gibt es deutliche Geschlechtsunterschiede und soziodemografische Einflüsse. Frauen haben eine höhere Wahrscheinlichkeit, unter Alpträumen zu leiden als Männer (Levin, 1994; Ohayon et al., 1997). In einer umfangreichen Internet-Befragung kamen Nielsen, Stenstrom und Levin (2006) zu dem Ergebnis, dass die Alptraumhäufigkeit bei Frauen im Alter von 10 bis 19 Jahren bis zum Alter von 20 bis 39 Jahren zunimmt und dann bis zum Alter von 50 bis 59 Jahren wieder sinkt. Bei Männern bleibt die Alptraumhäufigkeit im Alter von 10 bis 19 Jahren bis zum Alter von 30 bis 39 Jahren stabil und sinkt zum Alter von 50 bis 59 Jahren.

Im Gegensatz zur Allgemeinbevölkerung liegt die Prävalenzrate bei Studenten höher (das durchschnittliche Alter der Studenten ist aber auch geringer). So gaben zehn Prozent einer großen studentischen Stichprobe an, mindestens einmal pro Monat einen Alptraum zu haben (Levin, 1994). Weitere soziodemografische Einflüsse auf die Alptraumhäufigkeit zeigen sich darin, dass Personen mit bestimmten Berufen (künstlerische oder soziale Berufe) ein höheres Alptraumrisiko haben als Angehörige anderer, z. B. technischer oder kaufmännischer Berufe (Hartmann, 1989; 1991). So haben beispielsweise Kunststudenten mehr Alpträume als Studenten naturwissenschaftlicher Fachrichtungen (Belicki & Belicki, 1982).

Die Behandlungsprävalenz, also das Vorkommen von Alpträumen bei Personen, die sich in medizinischer oder psychologischer Behandlung befinden, ist deutlich höher als die Prävalenz in der Allgemeinbevölkerung. Insbesondere bei Patienten mit Substanzmissbrauch, Borderline-Persönlichkeitsstörungen, affektiven Störungen, Angststörungen oder Störungen aus dem schizophrenen Formenkreis sind die Prävalenzraten weitaus höher (Krakow & Zadra, 2006). Da die Alpträume in diesen Fällen oft nicht separat erfasst werden, sind sie vermutlich noch häufiger, als die bisherigen epidemiologischen Studien nahe legen.

> **Merke:**
>
> Alpträume kommen bei Kindern relativ häufig vor und sind oft nicht pathologisch. Etwa 5 % der Erwachsenen leiden unter häufigen Alpträumen, die eine Behandlungsindikation darstellen können.

1.5   Verlauf und Prognose

Alpträume zeigen im Kindesalter einen Häufigkeitsgipfel. Nach der Pubertät gehen die Alpträume spontan zurück. Gelegentliche Alpträume kommen auch im jungen Erwachsenenalter noch sehr häufig vor und werden von 50 % der Befragten berichtet. Häufige Alpträume sind dann aber seltener. Mit zunehmendem Lebensalter nimmt die Alpträumhäufigkeit weiter ab (Schredl, 1999) und im hohen Erwachsenenalter treten Alpträume bei ansonsten gesunden Personen sehr selten auf. Die Prognose ist sehr gut, da neben der Spontanremission mit zunehmendem Lebensalter auch erfolgreiche psychotherapeutische Maßnahmen zur Verfügung stehen (Lancee, Spoormaker, Krakow & van den Bout, 2008).

Rückgang der Alptraumhäufigkeit mit zunehmendem Alter

1.6   Komorbidität

Alpträume treten häufig zusammen mit Depressionen, Angststörungen oder schizophrenen Erkrankungen auf. Bei Depressionen findet man üblicherweise eine Störung der Schlafarchitektur mit REM-Schlaf schon sehr früh nach dem Einschlafen (verkürzte REM-Latenz) und einer deutlichen Verlängerung der ersten REM-Schlaf-Episode und insgesamt mehr REM-Schlaf (Giles, Kupfer, Rush & Roffwarg, 1998). Aufgrund des erhöhten REM-Schlaf-Anteils am Gesamtschlaf bei Depressiven ist daher auch die Grundlage für das Auftreten von Alpträumen erhöht. Neben der erwähnten verkürzten REM-Latenz und erhöhten REM-Dichte resultieren vermehrte Alpträume bei Depressiven vermutlich aber auch aus einer erhöhten Besorgnis und vermehrten Schuldgefühlen dieser Patienten. Sind neben der affektiven Störung auch die Kriterien für Alpträume erfüllt, werden beide Diagnosen vergeben. Bei Depressiven besteht darüber hinaus auch ein besonderer Zusammenhang zwischen der Alptraumhäufigkeit und dem Auf-

Alpträume bei Depressionen

treten von Suizidgedanken oder -absichten. So haben depressive Patienten mit häufigen Alpträumen, besonders Frauen, ein deutlich höheres Suizidrisiko. Selbst in der Normalbevölkerung besteht ein linearer Zusammenhang zwischen der Alptraumhäufigkeit und dem Suizidrisiko (Tanskanen, Tuomilehto, Viinamaki, Vartiainen, Lehtonen & Puska, 2001).

Alpträume bei Angststörungen Auch Patienten mit Angststörungen weisen gehäuft Alpträume auf. Diese sind dann oft auf das phobische Objekt oder die ängstigende Situation bezogen. Patienten mit Panikattacken leiden oft auch unter Panikattacken im Traum (Hauri, Friedman, Ravaris & Fisher, 1985), was die Differenzialdiagnose zu Alpträumen erschwert. Wenn neben der Angststörung auch die Kriterien für Alpträume erfüllt sind, werden beiden Störungen diagnostiziert.

Alpträume bei Schizophrenien Ein gehäuftes Auftreten von Alpträumen findet sich auch bei schizophrenen Patienten (Hartmann, 1984). Die erhöhte Alptraumrate bei der Schizophrenie betrifft vor allem akute schizophrene Zustände (Positivsymptomatik) und weniger Patienten mit Residualzuständen (Mack, 1989). Vermutlich ist die vermehrte Aktivität dopaminerger mesolimibisch-corticaler Bahnen für die erhöhte Alptraumfrequenz verantwortlich.

> **Merke:**
>
> Alpträume finden sich oft bei Patienten mit anderen psychischen Störungen, wie etwa Depressionen, Angststörungen oder Schizophrenien.

1.7 Diagnostische Verfahren

Diagnostik: Selbstbericht und Schlaffragebögen Alpträume werden in der Regel durch Selbstbeobachtung und Selbstbericht erfasst. Störungsspezifische Fragebögen, Tests oder apparative Verfahren stehen nicht zur Verfügung. Es existieren allerdings zahlreiche Fragebögen zur Erfassung der Schlafqualität, mit denen sich indirekt über die Beeinträchtigung der Schlafqualität auch Parasomnien erfassen oder vermuten lassen und die zudem meist ein Item haben, in welchem nach dem Vorkommen von Alpträumen gefragt wird. Von Bedeutung sind hier der Pittsburgh Sleep Quality Index (PSQI – Buysse, Reynolds, Monte, Berman & Kupfer, 1989), in deutscher Übersetzung von Backhaus und Riemann (1999; vgl. auch Spiegelhalder, Backhaus & Riemann, 2011), die deutschsprachigen Schlaffragebögen von Görtelmeyer (1986, 2011) oder die visuellen Analogskalen zur Erfassung der Schlafqualität (Ott, Oswald, Fichte & Sastre-Y-Hernundez, 1986). Auch können Fragebögen zur Erschöpfung oder Müdigkeit als indirektes Hilfsmittel eingesetzt werden, wenn der Verdacht auf Parasomnien besteht. Hierfür eignen sich die Epsworth Fatigue Scale (Johns, 1991) oder die Stanford Sleepiness Scale (Hoddes, Zarcone, Smythe, Philips & Dement, 1973).

2 Störungstheorien und -modelle

Alpträume werden seit langer Zeit berichtet und haben wohl seit je her die Fantasie der Menschen angeregt und nach Ursachen für dieses Phänomen suchen lassen. So galten Alpträume in der griechischen Antike von dem Hirtengott Pan geschickt, der den Schläfer durch seine Bocksgestalt oder die Schläferin durch Beischlafwünsche erschreckte. Damit galten sie seit der griechischen Antike bis in die Neuzeit hinein als Ausdruck von Dämonen, die unter dem Deckmantel sexueller Verführung dem Schläfer Unheil brachten (Strunz, 1987).

Historische Erklärungs-ansätze für Alpträume

Bis in die Mitte des 20. Jahrhunderts hinein galten vor allem somatische Zustände und Faktoren als Hauptverursacher von Alpträumen. So wurde etwa falsche oder zuviel Nahrung als Ursache von Alpträumen angesehen; wie auch generell Diätfehler, gastroenterologische Störungen, bestimmte Schlafpositionen oder Bettunterlagen für die Alpträume verantwortlich sein sollten (Strunz, 1987). Der Glaube, dass Geister in den Körper des Schlafenden eindringen und nächtliche Angstattacken und Alpträume verursachen, ist noch heute in vielen Kulturen der Welt lebendig. Erst mit dem Aufkommen der Psychoanalyse und der naturwissenschaftlichen Schlafforschung haben somatische Erklärungen für die Entstehung von Alpträumen deutlich abgenommen bzw. sind ganz verschwunden.

Im Folgenden wird kurz die Entstehung und mögliche Funktion von Alpträumen aus psychoanalytischer, kognitiv-behavioraler und neurophysiologischer Sicht dargestellt. Dann werden Faktoren, die auf die Entstehung oder Aufrechterhaltung von Alpträumen Einfluss nehmen können, vorgestellt und abschließend in einem integrativen Störungsmodell für Alpträume zusammengefasst.

Neuere Erklärungs-ansätze für Alpträume

Merke:

Für die Entstehung von Alpträumen geht man heute von neurophysiologischen oder kognitiv-behavioralen Ursachen aus.

2.1 Theoretische Erklärungsmodelle

2.1.1 Psychoanalytische Theorien

Alpträume lassen sich mit dem klassischen Erklärungsmodell Freuds, dass Träume die „Hüter des Schlafs" seien (Freud, 1989) schwer erklären. Nach dieser Annahme erfüllt der Traum die Funktion, die Wunschbefriedigung aus dem Unterbewussten so umzugestalten, dass sie aufgrund der im Schlaf gelockerten Grenze zum Bewusstsein dieses nicht in voller Stärke überrollt

Alpträume als Problem der Freud'schen Traumtheorie

und den Schläfer ängstigt. Freud versuchte dieses Dilemma zu lösen, indem er Angst- und Strafträume in späteren Schriften zwar weiterhin der Wunscherfüllung unterordnete, aber nicht der Wunscherfüllung libidinöser Es-Impulse, sondern der Erfüllung übergeordneter strafender Wünsche des Über-Ichs.

Erklärungsansätze von Jung (1928) und Ferenczi (1934) spiegeln eine Weiterentwicklung des psychoanalytischen Erklärungsmodells für Alpträume wider, das Alpträumen eine Funktion zuschreibt, die darin besteht, problemlösend zu wirken. Nach Ferenczi (1934) ist jeder Traum, auch der Alptraum, der Versuch, traumatische Erlebnisse einer besseren psychischen Bewältigung zuzuführen. Eine entscheidende Erweiterung erfuhr das psychoanalytische Traumverständnis durch Jungs Einführung der kompensatorischen Funktion des Traums. Der Traum ist ein Mittel „zur psychologischen Selbststeuerung, indem er automatisch alles Verdrängte und nicht Beachtete oder nicht Gewusste hervorbringt" (Jung, 1928).

2.1.2 Kognitiv-behaviorale Theorien

Träume als
Fortsetzung
oder Bewäl-
tigung des
Wacherlebens
Die *Kontinuitätshypothese* geht davon aus, dass das Traumgeschehen eine kontinuierliche Fortsetzung des Wachlebens und Wacherlebens sei (Domhoff, 1996). Demzufolge besteht eine konsistente Übereinstimmung zwischen Wach- und Traumgeschehen. Ängste im Traum würden, gemäß dieser Hypothese, tatsächliche Ängste im Wachzustand widerspiegeln.

Das genaue Gegenteil ist die *Kompensationshypothese,* die besagt, dass Träume dazu dienen, Belastungen des Wachzustands zu kompensieren (De Koninck & Koulack, 1975). Dieser Theorie zufolge würde sich also in Träumen das emotionale oder affektive Gegenstück des Wachzustands ausdrücken. Träume sind dann umso angenehmer, je belastender die Erlebnisse des Wachzustands sind. Diese Theorie tut sich jedoch mit der Erklärung von Alpträumen schwer, außer sie betrachtet die kompensatorische Funktion von Alpträumen als Bewusstwerdung verdrängter oder bedrohlicher Persönlichkeitsanteile im Sinne Jungs.

Die *Mastery-Hypothese* geht davon aus, dass belastende Ereignisse in den Träumen auftreten, um so besser verarbeitet zu werden (De Koninck & Koulack, 1975). Der Traum, wie auch der Alptraum, hat gemäß dieser Annahme die Funktion, ein gedankliches Probehandeln zu ermöglichen, eine mentale Auseinandersetzung mit einem belastenden Ereignis oder einem Problem zu gewährleisten. Damit kommt dem Traum eine adaptive Funktion zu, wie sie auch in der Kompensationshypothese angenommen wird. Dieser Ansatz wird explizit aufgegriffen in Erklärungsmodellen, die dem Traum eine therapeutische Funktion zuschreiben (Cartwright, 1991). Gemäß der Mastery-Hypothese dienen Alpträume also dazu, zu lernen, mit

bestehenden Ängsten besser umzugehen oder Lösungs- und Verhaltens-
alternativen für bedrohliche Situation zu durchleben, zu durchdenken und
im Traum durchzuspielen.

2.1.3 Neurophysiologische Theorien

Eine populäre neurophysiologische Theorie zur Erklärung des Träumens
ist die *Aktivierungs-Synthese-Theorie* von Hobson und McCarley (1977).
Sie nimmt an, dass Träume nur ein Zufallsprodukt des Gehirns seien und
dass das Traumgeschehen nichts anderes sei, als das Zusammenfügen
(Synthese) von Bildern, die durch zufällige Reizung des Großhirns durch
den Hirnstamm (Aktivierung) auftreten. Träume entstehen nach dieser
Theorie also nicht als Reaktion auf Gedanken oder Gefühle, sondern sind
die Folge ungeregelter Bottom-up-Prozesse aufgrund zufälliger Neuro-
nenaktivität. Der Kortex stelle dann aus einer Vielzahl von Informationen
eine willkürliche Traumgeschichte zusammen. Diese Theorie ist in dieser
extremen Position nicht haltbar und zwischenzeitlich von den Autoren
modifiziert.

Träume als nachträgliche Ordnung zufälliger Hirnstimulation

In direktem Gegensatz zu der Aktivierungs-Synthese-Theorie steht die
Theorie von Solms (1997), die mit neuropsychologischen und bildgeben-
den Befunden zu belegen versucht, dass Träume kein neurophysiologisches
Zufallsprodukt sind. Gemäß dieser Auffassung sind Träume die Folge einer
während der Traumaktivität bestehenden Aktivierung des dopaminergen
Motivationssystems im Zusammenspiel mit einer okzipito-temporo-parie-
talen Verbindung und der weißen Substanz des Frontallappens. Durch die
geschwächte Inhibition des kontrollierenden Frontallappens, der während
des Träumens relativ stark gehemmt ist, werde die Wunscherfüllung während und durch den Traum sichtbar. Damit soll mit dieser Theorie („Neuro-
Psychoanalyse") eine neuropsychologische Bestätigung der Freud'schen
Traumtheorie möglich sein (Solms & Turnbull, 2010). Diese Theorie ver-
mag jedoch nicht das Auftreten von Alpträumen, die ja gerade kein „Hüter
des Schlafs" sind, zu erklären.

Träume und Neuro-Psycho-analyse

2.2 Einflussfaktoren für das Auftreten von Alpträumen

2.2.1 Traumatisierung

Einer der wichtigsten Faktoren für das Auftreten von Alpträumen, vor allem
von traumatischen Wiederholungen, ist das Vorliegen einer Traumatisierung. So ist die Posttraumatische Belastungsstörung durch das Auftreten
von immer wiederkehrenden Alpträumen mit dem traumatisierenden Ereignis als eines ihrer Kernsymptome definiert. Aber auch wenn das Störungs-

Traumatische Erfahrungen als Ursache von Alpträumen

bild einer PTBS nicht erfüllt ist, können frühere traumatische Erfahrungen zu Alpträumen führen, bzw. in Alpträumen auftreten. Es besteht jedoch kein linearer Zusammenhang zwischen traumatisierenden Ereignissen und dem Auftreten von Alpträumen. Auch kann der zeitliche Abstand zwischen traumatisierendem Ereignis und dem Auftreten von Alpträumen sehr variabel sein. Eine Sonderform traumatisierender Ereignisse können schwere körperliche Erkrankungen oder Operationen darstellen, die neben einem gehäuften Auftreten von Alpträumen auch zu bestimmten traumähnlichen Erlebens- und Bewusstseinsformen (oneiroide Erlebnisform) führen können (Schmidt-Degenhard, 1991).

2.2.2 Psychische Störungen

Psychische Störungen als Ursache von Alpträumen

Idiopathische Alpträume finden sich gehäuft bei Patienten mit Schizophrenie, Depressionen oder Angststörungen. Es kann daher davon ausgegangen werden, dass bei diesen Störungen spezifische Einflussfaktoren das Auftreten von Alpträumen begünstigen, wie etwa eine erhöhe dopaminerge Aktivität bei der Schizophrenie oder der vermehrte REM-Schlaf bei Depressiven. Neben diesen physiologischen Faktoren scheint auch die durch die jeweilige psychische Störung bedingte erhöhte Belastung ein Faktor zu sein, der zu vermehrten Alpträumen führt. Störungspezifisch finden sich bei Depressiven vermehrt Alpträume, die um das Thema Schuld oder Tod kreisen, während bei Angstpatienten gehäuft phobisch besetzte Situationen oder Ereignisse in den Alpträumen vorkommen.

2.2.3 Persönlichkeitsfaktoren

Persönlichkeitsfaktoren als Ursache für Alpträume

Es gibt zahlreiche Hinweise dafür, dass das Auftreten von Alpträumen mit Persönlichkeitsfaktoren in deutlicher Beziehung steht, wie etwa mit Neurotizismus, Ängstlichkeit, Kreativität oder dem Konzept der „dünnen Grenzen" (Hartmann, 1984). Die Persönlichkeitsfaktoren scheinen aber nicht direkt zur Entstehung von Alpträumen zu führen, sondern eher dysfunktional andere Faktoren, wie etwa die akute Stressbelastung oder Stressverarbeitung zu modulieren.

Neurotizismus wird in besonderer Weise mit einer erhöhten Alptraumfrequenz und einem vermehrten Leiden unter diesen Alpträumen in Zusammenhang gebracht. So konnte in zahlreichen Untersuchungen gezeigt werden, dass Personen mit erhöhten Neurotizismuswerten vermehrt Alpträume berichten (Schredl, 2003) und auch vermehrt unter ihren Alpträumen leiden (Köthe & Pietrowsky, 2001; Pietrowsky & Köthe, 2003).

Eine erhöhte *Ängstlichkeit* im Sinne einer überdauernden Persönlichkeitseigenschaft (Trait) scheint bei Personen mit häufigen Alpträumen ebenfalls überdurchschnittlich oft vorhanden zu sein. So beschäftigen sich beispielsweise Personen, die unter Alpträumen leiden, auch mehr mit den Themen Schuld, Krankheit und Tod. Allerdings sind die Befunde nicht eindeutig (Berquier & Ashton, 1992; Köthe & Pietrowsky, 2001).

Auch das Persönlichkeitsmerkmal der *Kreativität* ist mit dem Auftreten von Alpträumen assoziiert. So berichten Menschen mit erhöhter Kreativität eine insgesamt erhöhte Traumerinnerungshäufigkeit und fantasievollere Träume, aber auch mehr und bizarrere Alpträume. Häufige Alpträumer berichten aber auch allgemein über mehr angenehme Träume als seltene Alpträumer. Wie die Kreativität geht auch die Suggestibilität mit mehr und intensiveren Träumen einher. Personen mit höheren hypnotischen Fähigkeiten (Suggestibilität) erinnern insgesamt mehr und lebhaftere Träume (Strunz, 1985) und auch mehr Alpträume.

Hartmann (1984; 1991) hat in der Persönlichkeitsstruktur von Erwachsenen mit häufigen Alpträumen ein spezifisches Muster gefunden, das er als *„dünne Grenzen"* bezeichnet. Unter dem Persönlichkeitskonzept der dünnen Grenzen versteht er eine hohe Durchlässigkeit zwischen mindestens zwei intra- oder interpsychischen Entitäten, also z. B. zwischen Wirklichkeit, Fantasie, Tagtraum und Traum. Personen mit dünnen Grenzen sind sensibel, ungewöhnlich offen und haben intensive, konfliktreiche Beziehungen. Ihnen fällt es schwer, zwischen Traum- und Wachzustand zu unterscheiden, insbesondere bis zu 60 Minuten nach dem Aufwachen. Im Gegensatz dazu unterscheiden Personen mit dicken Grenzen klar und deutlich zwischen Wirklichkeit, Traum und Fantasie. Es ist nicht überraschend, dass dünne Grenzen mit erhöhter kreativer und künstlerischer Fähigkeit einhergehen und möglicherweise auch die vermehrten Alpträume bei künstlerisch tätigen Personen erklären können. Nach Hartmann (1991) lassen Menschen mit dünnen Grenzen angsterregendes Material in ihren Träumen oder Fantasien eher zu. Das Vorliegen dünner Grenzen korreliert positiv mit der generellen Traumerinnerungshäufigkeit (Pietrowsky & Köthe, 2003). Personen mit dünnen Grenzen schreiben ihren Träumen auch mehr Bedeutung zu (Schredl, 1999).

Zur Bestimmung des Persönlichkeitsmerkmals dünne vs. dicke Grenzen entwickelte Hartmann das Boundary Questionnaire (BQ; Hartmann, 1989). Der Fragebogen liegt inzwischen in einer gekürzten Fassung vor (BQ-18). Obwohl das Konzept der dünnen Grenzen eine breit gefasste Persönlichkeitsdimension repräsentieren soll, die weitgehend unabhängig von anderen Persönlichkeitsmerkmalen sei, weist dieses Konzept jedoch Überschneidungen mit Neurotizismus, Lagerorientierung, Offenheit, Kreativität und Stressverarbeitung auf (Pietrowsky & Köthe, 2003).

In verschiedenen Studien konnte ein Zusammenhang zwischen *psychopathologischen Merkmalen* und dem Auftreten häufiger Alpträume gefunden werden. Untersuchungen von Berquier und Ashton (1992), Kales, Soldatos,

Caldwell, Charney, Kales, Markel und Cadieux (1980) und Hartmann (1984) ergaben bei Personen mit häufigen und chronischen Alpträumen signifikant höhere Werte von Schizophrenie, Hypochondrie und allgemeiner Psychopathie im Minnesota Multiphasic Personality Inventory (MMPI).

2.2.4 Aktuelle Stressbelastung

Stressreiche Lebensereignisse gehen oft dem Auftreten von Alpträumen voraus. In einer Untersuchung von Kales et al. (1980) gaben 90 % der Betroffenen an, dass Stress die Häufigkeit von Alpträumen erhöht und in 60 % aller Fälle belastende Ereignisse den Alpträumen voraus gingen. Ebenso konnten Krakow, Kellner, Neidhardt, Pathak und Lambert (1993) zeigen, dass die Mehrzahl der Personen mit häufigen Alpträumen ein traumatisches Ereignis oder eine belastende Zeit vor dem Auftreten der Alpträume hatte. Starke psychische Belastungen wie Prüfungsstress, familiäre Probleme oder Angst um den Arbeitsplatz erhöhten ebenfalls die Alptraumfrequenz.

Auch die Art der Stressverarbeitung scheint einen Einfluss auf die Alptraumhäufigkeit und Alptraumverarbeitung zu haben. So konnten Köthe, Lahl und Pietrowsky (2006) zeigen, dass häufige Alpträumer ein höheres Ausmaß an stresserhöhenden und ein geringeres Ausmaß an stressreduzierenden Bewältigungsstrategien im Vergleich zu gelegentlichen Alpträumern aufweisen. Es bestanden auch Zusammenhänge zwischen der Art der Stressverarbeitung und negativer Befindlichkeit sowie ungünstiger Verhaltenskonsequenzen nach Alpträumen.

2.2.5 Medikamente und Drogen

Alpträume können pharmakogen ausgelöst oder aufrechterhalten werden. Dies betrifft vor allem Psychopharmaka wie z. B. trizyklische Antidepressiva, Serotoninwiederaufnahmehemmer, Hypnotika, Tranquilizer vom Benzodiazepin-Typ sowie Dopaminagonisten (Pace-Schott, Gersh, Silvestri, Stickgold, Salzman & Hobson, 2001; Pagel & Helfter, 2003).

Da Alpträume vorwiegend ein Phänomen des REM-Schlafs sind, können Substanzen, die den REM-Schlaf unterdrücken, auch die Auftretenshäufigkeit von Alpträumen minimieren. Nach Absetzen dieser Substanzen kommt es aber in der Regel zu dem sogenannten REM-Rebound, also einer Zunahme des REM-Schlafs, die sich auch schon in der ersten Nachthälfte zeigt. Durch diesen REM-Rebound steigt dann die Wahrscheinlichkeit für das Auftreten von Alpträumen an. Substanzen, die den REM-Schlaf unterdrücken, bzw. bei Absetzen zu REM-Rebound führen, sind Alkohol, Benzodiazepine und bestimmte Antidepressiva. Es ist davon auszugehen, dass ein Großteil der Alpträume, die durch Benzodiazepine induziert werden, vor allem auf den REM-Rebound durch diese Substanzen zurückgeht. Da der Beginn einer REM-Schlaf-Episode durch die Zunahme cholinerger Aktivität bei gleichzeitiger Hemmung noradrenerger und serotonerger Aktivität gekennzeichnet ist (McCarley & Hobson, 1975), wird die Wahrscheinlichkeit für das Auftreten von Alpträumen durch die Gabe von Acetylcholin und die dadurch bedingte Zunahme des REM-Schlaf-Anteils erhöht.

Unter den *illegalen Drogen* sind Amphetamine, Kokain und Marihuana dafür bekannt, Alpträume auszulösen. Dies gilt auch für den Entzug von diesen Substanzen. Diese Drogen wirken vorwiegend auf das dopaminerge und cholinerge System und die Erhöhung der Alptraumfrequenz wird vermutlich über eine dopaminerge Übererregung bzw. einen REM-Rebound ausgelöst (Elbert & Rockstroh, 1990; Pagel & Helfter, 2003).

Merke:

Es gibt eine Reihe dokumentierter Einflussfaktoren für das Auftreten von Alpträumen, wie etwa Traumatisierungen, Persönlichkeitsfaktoren, psychische Störungen, aktuelles Stresserleben und Medikamente oder Drogen.

2.2.6 Symptomstress und Verhaltenskonsequenzen von Alpträumen

Alpträume können mit einer erhöhten Belastung, vor allem vermehrter Ängstlichkeit, Besorgtheit und Beschäftigung mit sich selbst, einhergehen. Daher können Alpträume selbst als ein Stressor fungieren, der seinerseits wiederum zu einer vermehrten Belastung führt, die sich in erneuten Alpträumen niederschlagen kann. Vermutlich stellt aber nicht die bloße Alptraumhäufigkeit einen belastenden Faktor dar, sondern die Persönlichkeitsstruktur des Alpträumers spielt hier eine wesentliche vermittelnde Funktion. So fanden etwa Lang und O'Connor (1984) eine Beziehung zwischen Neurotizismus und der Belastung nach einem Alptraum. In einer Studie an häufigen Alpträumern konnten Köthe und Pietrowsky (2001) aufzeigen, dass Alpträumer mit hohen Neurotizismuswerten mehr unter den Alpträumen litten als solche mit niedrigen. Hohe Neurotizismuswerte gingen auch mit vermehrter Angst am Tag nach einem Alptraum einher. In Interaktion mit der Persönlichkeitsstruktur scheinen Alpträume somit selbst wieder einen belastenden Faktor darzustellen. In diesem Zusammenhang sei auch nochmals auf die erhöhte Suizidalität bei Personen mit häufigen Alpträumen hingewiesen. Typische und häufig dysfunktionale Konsequenzen von häufigen Alpträumern bestehen etwa in der Annahme, psychisch krank zu sein oder ungelöste persönliche Probleme zu haben,

Alpträume als Ursache für weitere Alpträume

den eigenen (Alp-)Träumen eine Vorhersagekraft beizumessen, sich an Horoskopen zu orientieren, oder sich generell mehr mit sich zu beschäftigen und zu grübeln.

2.3　Integratives Störungsmodell

Die in Kapitel 2.2 genannten Einflussfaktoren lassen sich dahingehend zusammenfassen, dass es auslösende, vermittelnde und aufrechterhaltende Faktoren für Alpträume gibt. Die vermittelnden Faktoren (im Sinne von Moderatorvariablen) können sowohl die auslösenden als auch die aufrechterhaltenden Faktoren modulieren. Auslösende Faktoren können traumatische Erfahrungen, andere psychische Störungen, akute Stressbelastung, Medikamente oder Drogen sein. Aufrechterhaltend wirkt vor allem der Symptomstress. Vermittelnde Faktoren sind im Wesentlichen Persönlichkeitsfaktoren und psychopathologische Auffälligkeiten. Bei der Entstehung von Alpträumen ist jedoch zu beachten, dass in einigen Fällen eine klare Zuordnung zu auslösenden Faktoren nicht gegeben ist oder gefunden werden kann.

Die Abbildung 2 fasst das Zusammenwirken der an der Entstehung und Aufrechterhaltung von Alpträumen beteiligten Faktoren schematisch zusammen. Auslösende Faktoren (traumatische Erfahrungen, psychische Störungen wie Schizophrenien, Depressionen oder Angststörungen, akute Belastungen und Medikamente oder Drogen) können entweder direkt oder

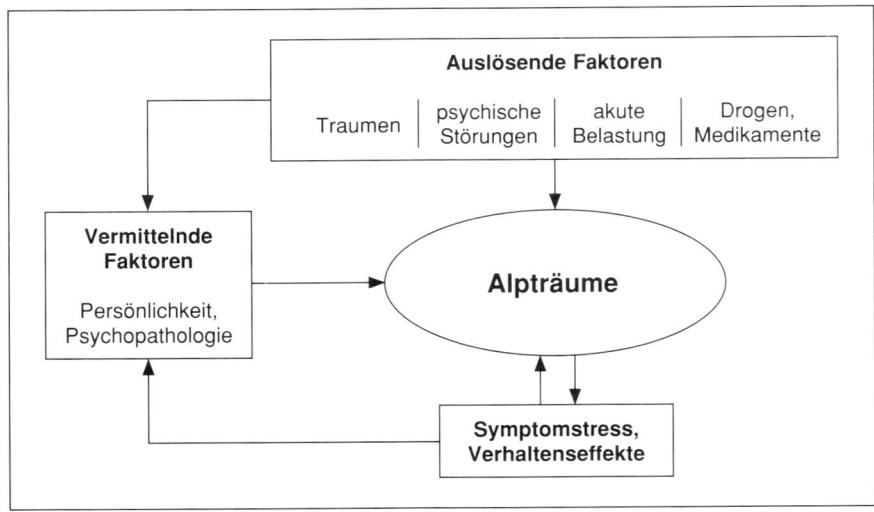

Abbildung 2: Integratives Störungsmodell zur Entstehung und Aufrechterhaltung von Alpträumen (Erläuterung siehe Text)

24

über die Interaktion mit vermittelnden Faktoren (Persönlichkeitsfaktoren, psychopathologische Auffälligkeiten) im Sinne von Organismusvariablen zur Entstehung von häufigen Alpträumen führen. Das gehäufte und chronische Auftreten von Alpträumen führt dann selbst in vielen Fällen zu einer Belastung (Symptomstress), die das weitere Auftreten von Alpträumen begünstigt oder aufrechterhält. Symptomstress kann als Belastungsfaktor direkt das weitere Auftreten von Alpträumen begünstigen, wird aber in der Regel auch wiederum moderiert durch die genannten vermittelnden Faktoren.

> **Merke:**
>
> Dem durch Alpträume ausgelösten Symptomstress kommt eine zentrale Rolle bei der Aufrechterhaltung von Alpträumen zu.

3 Diagnostik und Indikation

3.1 Diagnostik

Die Diagnostik von Alpträumen ist in der Regel ein mehrstufiger Prozess (vgl. auch die Karte „Kurzanleitung für die Exploration" im Anhang des Buches). Im Allgemeinen wird zuerst durch ein klinisches Interview das Vorhandensein von (klinisch relevanten) Alpträumen erfasst. Für die genaue Diagnosestellung ist dann die Verifikation durch die in der ICD-10 oder dem DSM-IV-TR genannten Kriterien notwendig. Des Weiteren können Schlaftagebücher zum Einsatz kommen, die zur Erfassung des Schlafverhaltens und belastender Ereignisse während des Tages dienen. Zum Ausschluss eines medizinischen Krankheitsfaktors oder der Wirkung einer Substanz (Drogen- oder Medikamentenkonsum) sind gegebenenfalls eine körperliche Anamnese, Laborbefunde oder die Untersuchung in einem Schlaflabor (zum Ausschluss einer atmungsgebundenen Schlafstörung) notwendig.

Alptraumdiagnostik als mehrstufiger Prozess

Das *klinische Gespräch* dient der genauen Erfassung der spezifischen Symptomatik gemäß den Kriterien nach ICD-10 oder DSM-IV-TR. In diesem Gespräch sollten auch frühere Schlafstörungen, körperliche oder psychische Erkrankungen und die aktuelle Stressbelastung erfragt werden. Dies ist für die Differenzialdiagnose wichtig und hilft, darüber zu entscheiden, ob die Alpträume als eigenständige Störung oder als Folge z. B. einer Medikamen-

Selbstbericht und klinisches Gespräch

teneinnahme zu sehen sind. Auch das Vorliegen einer anderen psychischen Störung (z. B. Depression oder PTBS) ist relevant für die Entscheidung, ob die Alpträume ein eigenständiges Störungsbild sind, oder nicht besser durch die andere Störung erklärt werden kann. In letzter Zeit hat sich aber die Auffassung durchgesetzt, dass beim Vorliegen von Parasomnien diese in der Regel als eigenständige Störung klassifiziert werden, auch wenn andere psychische Störungsbilder gegeben sind.

Der Gebrauch von Medikamenten, die zum Auftreten von Alpträumen führen können (siehe Kapitel 2.2.5) ist im klinischen Gespräch relativ einfach zu erfassen. Liegt dieser Fall vor und ist das Absetzen der Medikamente medizinisch zu vertreten (in Absprache mit dem behandelnden Arzt!) kann durch das Absetzen der Medikation versucht werden, diese Ursache auszuschließen. Ist es wahrscheinlich, dass die Alpträume durch Medikamente verursacht sind und sind diese nicht abzusetzen, ist es trotzdem angezeigt, die entsprechenden therapeutischen Maßnahmen zur Behandlung der Alpträume anzuwenden. Besteht der Verdacht auf den Konsum von Drogen, die potenziell Alpträume auslösen können (etwa Amphetamine, Kokain, Haschisch), kann ein Drogenscreening hilfreich sein. Ein solches kann aber das Vertrauensverhältnis zwischen Patient und Therapeut belasten und sollte daher nur in wirklich begründeten Verdachtsfällen erwogen werden. Bei einer drogeninduzierten Alptraumsymptomatik würde die Diagnose einer Schlafstörung mit Alpträumen nicht vergeben werden, und die Behandlung besteht dann in der Beendigung des Drogenkonsums.

Schlaftage-bücher zur indirekten Erfassung von Alpträumen

Schlaftagebücher stellen ein wichtiges diagnostisches Hilfsmittel dar, mit denen die Schlafqualität und das Schlafverhalten retrospektiv erhoben werden. Unter dem Schlafverhalten werden in diesem Zusammenhang Variablen verstanden, die mittelbar oder unmittelbar auf den Schlaf Einfluss nehmen können, wie etwa die Gestaltung der physikalischen Schlafumgebung, der Genuss von Koffein oder Alkohol oder der Medienkonsum. Des Weiteren dienen Schlaftagebücher auch dazu, psychische Belastungsfaktoren zu erfassen, die sich auf die Schlafqualität und das Auftreten von Alpträumen auswirken können, wie etwa emotionale Belastungen während des Tages, Arbeitsdruck, Sorgen, etc. Zur Erfassung der Schlafqualität werden die Schlaftagebücher am Morgen nach dem Erwachen ausgefüllt, die Erfassung der das Schlafverhalten bedingenden Faktoren erfolgt in der Regel am Abend vor dem Einschlafen. Zur Verwendung als Schlaftagebücher eignen sich die Abend- und Morgenprotokolle von Spiegelhalder, Backhaus und Riemann (2011) oder das Schlafprotokoll im Anhang (vgl. S. 80). Mithilfe von Fragebögen zur Schlafqualität (z. B. PSQI, SF-A) oder Müdigkeit (siehe Kapitel 1.7) kann indirekt ein Rückschluss auf die Beeinträchtigung des Schlafes durch Alpträume erfolgen. Allerdings sind die genannten Schlaffragebögen und vor allem die Skalen zur Müdigkeit nur wenig aussagekräftig bei der Diagnose von Alpträumen und Schlaftagebücher oder Schlafprotokolle sind vorzuziehen.

Eine *körperliche Anamnese* oder das Einholen von Laborbefunden sind dann angezeigt, wenn der Verdacht nahe liegt, dass neurologische Erkrankungen (z. B. Epilepsie) vorliegen oder ein Substanzkonsum die Alptraumsymptomatik auslöst. In diesen Fällen muss gegebenenfalls ein Facharzt hinzugezogen werden. Liegen entsprechende medizinische Krankheitsfaktoren vor, kann das Auftreten der Alptraumsymptomatik durch diese verursacht sein, und die Diagnose von Alpträumen würde nicht gestellt werden (siehe die entsprechenden Ausschlusskriterien im DSM-IV-TR). Eine spezifische Alptraumbehandlung ist trotz des Vorliegens medizinischer Krankheitsfaktoren in vielen Fällen angezeigt; vor allem dann, wenn die medizinischen Krankheitsfaktoren nicht zu lindern oder zu heilen sind.

Ausschluss-diagnostik

Eine Untersuchung im *Schlaflabor* (Polysomnografie) ist primär nicht dafür geeignet, das Auftreten von Alpträumen zu erfassen, sondern dient vor allem dem Ausschluss anderer Schlafstörungen, wie der atmungsgebundenen Schlafstörung (Schlafapnoe), der REM-Schlaf-Verhaltensstörung oder dem Schlafwandeln. Bei der *Polysomnografie* werden neben dem Schlaf-EEG auch die elektrische Muskelaktivität, die Augenbewegungen, die Atemfrequenz und die Sauerstoffsättigung des Blutes erhoben. In vielen Schlaflaboren erfolgt zudem eine Aufzeichnung des Schläfers über (Infrarot-)Kameras. Durch die Polysomnografie lässt sich die Schlafarchitektur gemäß der gängigen Schlafstadien erfassen (u. a. Einschlaflatenz, Anteile von Non-REM-Schlaf, Tiefschlaf und REM-Schlaf, Wachzeiten während des Schlafs, motorische Aktivitäten während des Schlafs) und es ist möglich, das Aussetzen der Atemtätigkeit und die Intensität der Atmungsbeeinträchtigung (über die Sauerstoffsättigung des Blutes) zu bestimmen. Somit ist die Polysomnografie geeignet, sowohl eine atmungsgebundene Schlafstörungen als auch die REM-Schlaf-Verhaltensstörung oder Schlafwandeln objektiv und zuverlässig zu erfassen.

Bei der Diagnostik von Alpträumen ist zu beachten, dass das *Erwachen* durch den Alptraum als ein diagnostisches Kriterium umstritten ist. Manche Autoren vertreten die Ansicht, dass Alpträume nicht zwangsläufig zum Erwachen führen müssen und definieren sehr angsterregende Träume, von denen der Träumende nicht erwacht, aber am nächsten Morgen eine sehr detaillierte Traumerinnerung hat, ebenfalls als Alpträume. Daher kann es empfehlenswert sein, von den Patienten berichtete Alpträume, die nicht zum Erwachen geführt haben, diagnostisch ebenfalls als Alpträume zu betrachten.

Die *quantitative Erfassung der Alpträume* kann auf mehrere Arten erfolgen. Am einfachsten ist es, die Zahl der Alpträume innerhalb eines bestimmten Zeitraums retrospektiv durch den Patienten schätzen zu lassen. Diese Methode wird häufig verwandt, denn es hat sich gezeigt, dass trotz möglicher Rückschaufehler die Schätzung – verglichen mit der Erhebung durch Protokolle – recht zuverlässig ist. Im Allgemeinen wird dabei die Anzahl der Alpträume während der letzten vier Wochen oder während des letzten Jahres erfragt. Etwas zuverlässiger, aber auch aufwendiger, ist die morgend-

Häufigkeits-diagnostik

27

liche Erfassung der Alpträume mithilfe von Protokollen oder Tagebüchern. Ein Beispiel für ein Alptraumprotokoll findet sich im Anhang (vgl. S. 82). Für die weitere quantitative Beurteilung der Alpträume ist es hilfreich zu wissen, ob diese gelegentlich oder häufig auftreten und akut oder chronisch sind (siehe Kapitel 1.1).

Merke:

Für die Diagnostik von Alpträumen ist der Selbstbericht des Patienten die wichtigste Informationsquelle. Dieser kann ergänzt werden durch Schlaftagebücher und die Ausschlussdiagnostik medikamentöser oder körperlicher Ursachen.

3.2 Indikation

Subjektives Leiden oder Beeinträchtigung

Für die Indikation zur Behandlung von Alpträumen ist zunächst zu erfassen, ob die Alpträume Leiden oder Beeinträchtigungen verursachen. Die Beeinträchtigungen können z. B. darin liegen, dass die Patienten aus Angst vor Alpträumen schlecht einschlafen, dass sie nach einem Alptraum bedrückt oder ängstlich und nicht voll belastbar sind („Alptraumkater"). Das Kriterium des subjektiven Leidens oder der Beeinträchtigung ist aber beim Vorliegen von Alpträumen von besonderer Relevanz, weil hier, etwa im Gegensatz zu Angststörungen, selten ein objektivierbares Vermeidungsverhalten oder eine objektivierbare Gefährdung, wie etwa bei der Depression, auszumachen ist.

Komorbiditäten

Als nächstes ist dann zu differenzieren, ob die Alpträume als alleiniges psychopathologisches Störungsmerkmal auftreten, oder ob sie von einer anderen Störung begleitet werden. Wenn die Alpträume allein auftreten, aber einen entsprechenden Leidensdruck verursachen, ist eine Behandlung dieser Alpträume indiziert. Wenn zusätzlich eine weitere, komorbide Störung diagnostiziert wird (die oft auch im Vordergrund stehen kann), ist deren Behandlungsindikation ebenfalls zu prüfen. In der Regel ist es dann indiziert, sowohl die Alpträume als auch die komorbide Störung zu behandeln, was üblicherweise dadurch geschieht, dass die Behandlung der Alpträume als ein separater Behandlungsbaustein in der, im allgemeinen länger dauernden Behandlung der komorbiden Störung, eingefügt wird.

Eine Besonderheit stellen die *posttraumatischen Alpträume* bei der PTBS dar. Hier hängt es von dem gewählten Behandlungsansatz der PTBS ab, ob die Alpträume explizit behandelt werden können (bei Bearbeitung des traumatischen Ereignisses) oder nicht (bei Nichtbearbeitung des traumatischen Ereignisses). Vor allem bei einer Bearbeitung des traumatischen Ereignisses kann die gesonderte Alptraumtherapie sinnvoll sein, und zwar entweder im Vorfeld des konfrontativen Verfahrens oder im Anschluss an diese, wenn die Alpträume trotz der Traumatherapie weiterhin bestehen bleiben. Aufgrund der bislang vorliegenden empirischen Evidenz ist aber in vielen

Fällen von einer Verbesserung der Alptraumsymptomatik und auch der restlichen PTBS-Symptomatik durch die Behandlung der Alpträume auszugehen (siehe Kapitel 5.1), so dass grundsätzlich bei PTBS-Patienten eine Indikation zur Alptraumbehandlung besteht. Darüber hinaus gibt es Hinweise darauf, dass traumatisierte Personen mit einer geringeren Wahrscheinlichkeit eine PTBS entwickeln, wenn sich ihre Träume über die Zeit hinweg ändern (Rothbaum & Mellman, 2001). Eine schematische Darstellung zur Indikationsstellung ist der folgenden Abbildung 3 (aus Thünker und Pietrowsky, 2011) zu entnehmen.

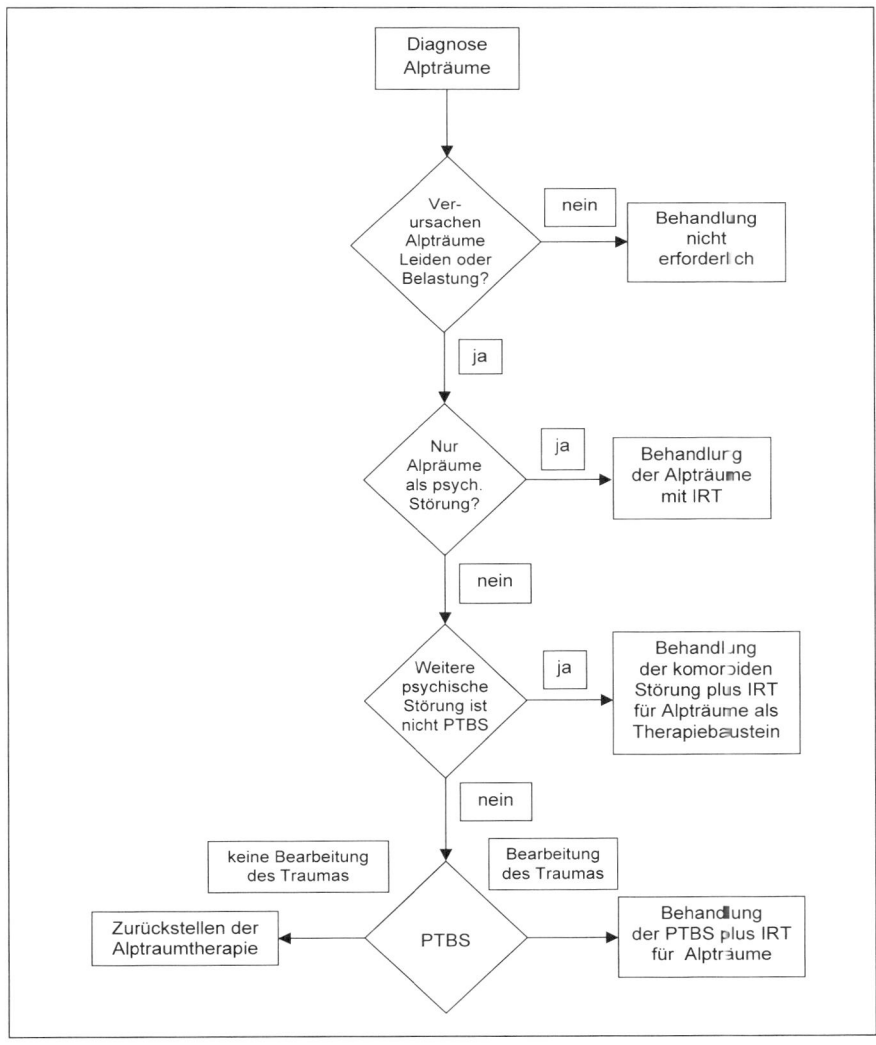

Abbildung 3: Schema zur Indikationsstellung für die Behandlung von Alpträumen

3.3   Kontraindikationen

**Psychotisches
Erleben,
Substanz-
missbrauch,
Medikamente**

Kontraindiziert ist eine Therapie der Alpträume vor allem bei akutem psy-
chotischem Erleben oder bei Substanzmissbrauch. Ausgeschlossen werden
sollte außerdem, dass die Alpträume erst nach Einnahme von psychotropen
Medikamenten wie beispielsweise Antidepressiva oder Benzodiazepinen
aufgetreten sind. Dann sollte vorrangig die Medikation, bzw. der Entzug
derselbigen, in Betracht gezogen werden. Auch eine demenzielle Erkrankung erschwert die Behandlung deutlich oder macht sie unmöglich.

Abgewogen werden muss die Behandlung der Alptraumsymptomatik, wenn
der Patient durch komorbide Störungen akut sehr beeinträchtigt ist. Besteht
aufgrund einer schweren depressiven Episode keinerlei Antrieb, beispielsweise um Hausaufgaben selbstständig durchzuführen, oder mangelt es an
der Auffassungs- oder Konzentrationsfähigkeit, um dem Therapeuten während der Therapiesitzung zu folgen, dürfte es schwierig sein, die Alptraumtherapie durchzuführen. Hier sollte eine Behandlung der Depression zunächst im Vordergrund stehen.

Bei Patienten mit posttraumatischer Belastungsstörung und Alpträumen, die
im Zusammenhang mit dem Trauma stehen, muss bedacht werden, dass auch
eine unvollständige Alptraumrekonstruktion eine Konfrontation mit dem
Trauma unumgänglich macht und zu einer Labilisierung führen kann. Hier
ist eine zusätzliche Fokussierung auf die Traumatisierung oft unumgänglich.
Zusätzlich sollte eruiert werden, inwieweit die Alpträume traumatische Inhalte haben, ob bisher Trauma-Konfrontationen im Rahmen anderer Therapien stattgefunden haben und wie stabil der Patient gerade ist. Manchmal
bietet es sich an, die Alptraumbehandlung erst nach einer abgeschlossenen
Traumabehandlung zu beginnen.

4   Behandlung

Behandlungsansätze für die Behandlung von Alpträumen: Bislang gibt es
nur wenig spezifische Behandlungsansätze zur Therapie von Alpträumen.
Am weitesten elaboriert ist die Imagery Rehearsal-Therapie, die von der

Arbeitsgruppe um Krakow entwickelt wurde (Krakow, 2004). Andere verhaltenstherapeutische Methoden, wie die Exposition (an die Alpträume) oder Entspannungsverfahren, wurden nur vereinzelt eingesetzt und ohne dass sie spezifisch auf die Behandlung von Alpträumen angepasst wurden. Daneben werden hypnotherapeutische Verfahren eingesetzt, wobei unter Hypnose der Alptraum transformiert wird. Die Methode des luziden Träumens basiert darauf, dass der Patient lernt, sich während des Traums bewusst zu sein, dass er träumt, und dann steuernd in den Alptraum eingreift. Auch erfolgreiche pharmakologische Therapien sind belegt. Vor allem Neuroleptika und Antihypertensiva scheinen die Alptraumfrequenz zu reduzieren.

Das Behandlungsrational der Imagery Rehearsal-Therapie: Die Behandlung von Alpträumen mit der *Imagery Rehearsal-Therapie* (IRT) ist gegenwärtig die Methode der Wahl zur Behandlung von Alpträumen (Lancee et al., 2008). Bei diesem Verfahren steht im Mittelpunkt, dass der Patient lernt, den Ablauf seiner Alpträume bewusst zu ändern, so dass ihm der Traum keine Angst mehr macht und er diese modifizierte Alptraumversion unter Imagination sich vorstellt und verinnerlicht. Im Rahmen der Therapie wird dabei mit dem Patienten zusammen für einen oder mehrere typische Alpträume eine neues „Alptraumskript" entwickelt *(Alptraummodifikation)*. Dieses neue Alptraumskript soll dem ursprünglichen Alptraum noch so ähnlich wie möglich sein, aber alle ängstigenden oder bedrohlichen Elemente durch neutrale oder angenehme Szenen ersetzen, so dass der neue Traum keine Angst mehr erzeugt. Dieser modifizierte Alptraum wird dann im Wachzustand wiederholt imaginiert. Die dahinter liegende Annahme ist, dass dieser neue Traumablauf den ursprünglichen Alptraum verdrängt, so dass die tatsächlichen Alpträume im Schlaf seltener werden oder eine weniger bedrohliche Form annehmen.

Alptraum-modifikation

Merke:

Eine Behandlung der Alpträume nach dem Prinzip der Imagery Rehearsal-Therapie gilt gegenwärtig als die Methode der Wahl und ist am besten dokumentiert.

Im Folgenden wird die spezifische Behandlung von Alpträumen anhand eines manualisierten Behandlungsansatzes, der auf der IRT basiert, genauer dargestellt. Wie wir in Kapitel 2.3 gesehen haben, gibt es verschiedene Faktoren, die das Auftreten von Alpträumen verursachen oder begünstigen. Der vorliegende Behandlungsansatz setzt dabei zunächst an den Folgen des Alptraums an, indem durch die Alptraummodifikation der Symptomstress reduziert wird. Darüber hinaus wird durch die Verwendung von Entspannungsverfahren generell die akute Stressbelastung reduziert.

4.1   Allgemeine Aspekte der Behandlung

Eine Alptraumtherapie im Sinne der IRT kann sowohl als Gruppentherapie als auch als Einzeltherapie durchgeführt werden. Zusätzlich hat sich gezeigt, dass neben der eigentlichen Alptraummodifikation und der Imagination des modifizierten Alptraums auch das Erlernen einer Entspannungstechnik und Imaginationsübungen hilfreich sind. Das Erlernen einer Entspannungstechnik im Rahmen der IRT kann als hilfreiche, aber für die Alptraumtherapie allein nicht hinreichende, Therapiemaßnahme angesehen werden, die das generelle Anspannungsniveau des Patienten reduziert. Zusätzliche Imaginationsübungen fördern die Vorstellungsfähigkeit des Patienten und helfen dem Therapeuten, bevorzugte Sinnensmodalitäten des Patienten zu erkennen, die dann in der Alptraummodifikation einen besonderen Stellenwert erhalten sollen.

Ferner ist es hilfreich, neben der Erläuterung des therapeutischen Vorgehens (therapeutische Transparenz) auch allgemeine Aspekte der Schlafhygiene und psychoedukative Aspekte über Alpträume in die Therapie mit aufzunehmen. Diese Therapiebestandteile fördern die Compliance und Therapiemotivation und schützen vor falschen Erwartungen an die Therapie („Traumdeutung").

Das nachfolgend beschriebene therapeutische Vorgehen ist ein kognitiv-verhaltenstherapeutischer Behandlungsansatz, der sich an dem manualisierten Therapieprogramm zur Behandlung von Alpträumen orientiert (Thünker & Pietrowsky, 2011). Das beschriebene Vorgehen ist für das ambulante Einzelsetting vorgesehen, da einer Einzeltherapie der Vorzug gegeben wird, um die Modifikation des Trauminhaltes im intensiveren Austausch zwischen Patient und Therapeut stattfinden lassen zu können. Eine Anwendung im stationären oder teilstationären Setting ist ebenfalls möglich und vor allem bei Patienten mit PTBS häufig sinnvoll und angeraten.

Behandlungs-dauer
Im Allgemeinen umfasst die Behandlung von Alpträumen acht therapeutische Sitzungen von je 50 Minuten Dauer in wöchentlichem Abstand und erstreckt sich in der Regel über einen Zeitraum von 10 Wochen, da zwischen den beiden letzten Sitzungen eine Therapiepause von zwei bis drei Wochen liegen sollte. Die Alptraumbehandlung kann sowohl als alleinige und ausschließliche Behandlung durchgeführt werden, wenn keine weiteren behandlungsbedürftigen psychischen Störungen mehr vorliegen, oder sie kann als zusätzliche therapeutische Intervention im Rahmen einer Behandlung weiterer psychischer Störungen vorgenommen werden.

Ziele der Behandlung sind:
Behandlungs-ziele
• Reduktion der Alptraumhäufigkeit.
• Reduktion der in und nach den Alpträumen erlebten Angst.
• Reduktion der negativen Verhaltenskonsequenzen von Alpträumen (Ängste, Niedergeschlagenheit, depressive Verstimmung, pathologisches Sorgen oder Grübeln, traumatisches Wiedererleben, etc.).

4.2 Der Ablauf einer manualisierten Alptraumtherapie

Im Rahmen der Behandlung stehen zu Beginn der Aufbau einer therapeutischen Beziehung sowie psychoedukative Elemente im Vordergrund. Zur Vorbereitung der Alptraummodifikation ist eine detaillierte Rekonstruktion der Alpträume notwendig. Weitere sehr hilfreiche Therapiebestandteile sind das Erlernen einer Entspannungstechnik und Imaginationsübungen. Nach diesen vorbereitenden Therapiemodulen erfolgt dann die Alptraummodifikation unter Imagination in drei bis vier Sitzungen. Ziel soll es hierbei sein, dass der Patient die Techniken auch selbstständig anwenden kann. Nach einer ca. dreiwöchigen Pause wird im Rahmen der Abschlusssitzung überprüft, ob die Anwendung der Therapietechniken erfolgreich war und ggf. werden einzelne Elemente noch einmal besprochen und geübt. Die nachfolgende Tabelle 4 gibt einen Überblick über die einzelnen Therapiebestandteile der manualisierten Alptraumtherapie.

Grobstruktur der manualisierten Alptraumtherapie

Tabelle 4: Überblick der Therapiebausteine im zeitlichen Verlauf

Sitzungen	Therapiebausteine
1. Sitzung	*Einführung in die Alptraumtherapie* – Gegenseitiges Vorstellen und Kennenlernen – Vorstellung der Inhalte und Ziele der Alptraumtherapie – Psychoedukation (Alpträume: Entstehungsmodelle und Epidemiologie; Schlafhygiene) – Rekonstruktion des/eines Alptraums – Anleitung zur Alptraumdokumentation
2. Sitzung	*Entspannung* – Einführung in ein Entspannungsverfahren (Progressive Muskelrelaxation oder Autogenes Training) – Durchführung einer Entspannungsübung – Anleitung zur selbstständigen Durchführung
3. Sitzung	*Imagination* – Einführung in die Imaginationstechniken – Durchführung einer ersten Fantasiereise – Besprechung der Übung und Herausarbeiten der vorherrschenden Sinnesmodalitäten – ggf. Durchführung weiterer Fantasiereisen – Durchführung einer Vertiefungsübung mit Veränderung der Szene – Anleitung zur selbstständigen Durchführung

Tabelle 4: Fortsetzung

Sitzungen	Therapiebausteine
4. bis 7. Sitzung	*Alptraummodifikation* – Auswahl und Rekonstruktion eines Alptraums – Herausarbeiten von negativ besetzten Elementen – Herausarbeiten von charakteristischen Elementen – Erarbeitung von alternativen Traumelementen und eines alternativen Traumhergangs – Erprobung des alternativen Traums im Rahmen einer Imaginations-übung, ggf. weitere Modifikaktion – Betrachtung der verwendeten Technik – ggf. Bearbeitung eines weiteren Alptraums – Anleitung zur selbstständigen Durchführung
8. Sitzung	*Therapieabschluss* – Bericht des Patienten über die Erfahrungen mit der selbstständigen Alptraumveränderung – ggf. wiederholtes Üben einzelner Elemente mit Unterstützung des Therapeuten – Klärung offener Fragen – Bilanzierung und Rückmeldung

4.3 Erste Therapiesitzung

Zu Beginn der Alptraumtherapie werden in der ersten Therapiestunde drei inhaltliche Bereiche behandelt. Diese sind:
• Darstellung des Therapierationals.
• Information über Alpträume und Schlafhygiene.
• Rekonstruktion von Alpträumen.

Im Sinne guter therapeutischer Praxis sollte es selbstverständlich sein, der Schaffung einer tragfähigen und hilfreichen Therapiebeziehung ab der ersten Therapiestunde einen großen Stellenwert einzuräumen.

> **Merke:**
>
> Die Darstellung des Therapierationals und die Edukation über Alpträume und Schlafhygiene sind für die Transparenz der Therapie notwendig und eine hilfreiche Grundlage für die weiteren spezifischen Therapiemaßnahmen.

Keine Therapie ohne Diagnostik Der Beginn einer Alptraumbehandlung setzt eine ordentliche Diagnostik voraus, um sowohl die zu behandelnde Störung zu diagnostizieren als auch das Vorhandensein weiterer psychischer Störungen zu erfassen. Hier wird davon ausgegangen, dass dies anhand eines klinischen Gesprächs und mithilfe der gängigen und etablierten klinischen Interviews, wie z. B. dem SKID-I und SKID-II (Wittchen, Zaudig & Fydrich, 1997) oder dem DIPS (Schneider & Margraf, 2005) bereits erfolgt ist.

34

4.3.1 Darstellung des Therapierationals

Für ein transparentes therapeutisches Vorgehen und die Förderung der Eigenverantwortlichkeit des Patienten ist es wichtig, zu Beginn der Therapie den Ablauf der Behandlung sowie die Möglichkeiten und Ziele der Behandlung zu besprechen (Darstellung des Therapierationals). Häufig kommen Alptraumpatienten mit unklaren Therapiezielen oder Zielen, die im Rahmen der vorliegenden Therapie nicht erfüllt werden (z. B. Deutung der Alpträume), in die Behandlung. Es ist daher wichtig, den Patienten die Rahmenbedingungen der Therapie, die Inhalte der Behandlung und die zu erwartenden Therapieerfolge darzustellen. Die Darstellung der Behandlung sollte also mindestens folgende Punkte umfassen:

Therapie-transparenz

- Dauer der Behandlung.
- Darstellung der Wirkungsweise der Behandlung (Reduktion und Veränderung der Alpträume durch Vorstellung veränderter Alptraumverläufe).
- Bestandteile der Behandlung (Alptraumrekonstruktion, Entspannungsübungen, Imaginationsübungen, Alptraummodifikation).
- Bearbeitung von Hausaufgaben.
- Information über mögliche Ursachen und Folgen von Alpträumen.
- Hinweise zur Schlafhygiene.

Patienten, die nicht ausschließlich unter Alpträumen leiden, haben häufig Fragen, die das Setting betreffen. Ob zum Beispiel neben der Alptraumbehandlung eine weitere Therapie durchgeführt oder während der Alptraumtherapie begonnen werden kann oder ob es möglich ist, sich im Rahmen der Alptraumtherapie auch mit anderen Themen, die eher Geschehnisse am Tage betreffen, zu beschäftigen. Hier ist es empfehlenswert, darauf zu verweisen, dass selbstverständlich auch die anderen psychischen Störungen während oder nach einer Alptraumtherapie behandelt werden können. Sind Fragen oder Probleme der komorbiden Störung aktuell, so sollte diesen auch entsprechend Platz eingeräumt werden.

4.3.2 Informationen über Alpträume und Schlafhygiene

Viele Patienten haben falsche oder fehlende Vorstellungen bezüglich der Auftretenshäufigkeit und den Ausprägungen von Alpträumen. Häufig haben sie sich lange nicht getraut, einen Therapeuten aufzusuchen, weil sie Angst davor hatten, als „verrückt" angesehen zu werden oder die Befürchtung hatten, die Alpträume seien Anzeichen für eine schwere psychische Erkrankung oder auch, dass Alpträume nicht so gravierend seien, dass sie eine Therapie rechtfertigen. Auch im persönlichen Umfeld sprechen viele Patienten oft nicht über ihre Alpträume, aus den oben beschrieben Befürchtungen oder aus Angst, nicht ernst genommen zu werden. Es wirkt in der

Psycho-edukation

Regel entlastend, wenn in der ersten Sitzung einige grundsätzliche Informationen über Alpträume vermittelt werden.

Grundsätzliche Informationen über Alpträume

Viele Menschen haben Alpträume (etwa 5 % der erwachsenen Allgemeinbevölkerung leiden regelmäßig unter Alpträumen, mehr als die Hälfte aller Erwachsenen haben hin und wieder Alpträume). Es ist normal, dass die Inhalte von Alpträumen häufig unrealistisch oder sogar bizarr sind. Es ist auch ganz verständlich, dass man sich als von Alpträumen Betroffener Fragen nach der Herkunft von Alpträumen stellt und wissen will, wie sie entstehen. Nach unserem gegenwärtigen Wissensstand können Alpträume durch Medikamente, belastende frühere Ereignisse oder momentane Stressbelastung (Alltagsgeschehen), Besorgnis oder Ängstlichkeit verursacht werden. Sie können aber auch bei besonders kreativen und begabten Menschen häufiger auftreten. Es ist sehr unwahrscheinlich, dass Träume die Fähigkeit haben, zukünftige Ereignisse vorauszusagen. Daher ist auch das Auftreten von Alpträumen kein Grund, sich übermäßig Sorgen über bestimmte, in den Träumen vorkommende Ereignisse, zu machen. Es geht aber vielen Patienten so, dass das wiederholte Auftreten von Alpträumen sie hilflos und verzweifelt macht.

Auf der anderen Seite ist es aber für viele Patienten auch hilfreich und motivierend, wenn darauf hingewiesen wird, welche Kompetenzen sie mit der Alptraumtherapie erwerben: nämlich Kontrolle über die belastenden Träume zu erlangen, eine Entspannungstechnik zu erlernen und weniger Angst bei den Alpträumen zu erleben. Wichtig ist auch der Hinweis, dass es sich dabei um generelle Kompetenzen und Fähigkeiten handelt, die die Patienten auch in anderen Lebensbereichen oder bei anderen Belastungen einsetzen können und die ihnen damit einen wesentlichen Ansatz zu Selbsthilfe und Selbstmanagement geben.

Alptraum-bewältigung steht im Vordergrund

Viele Patienten beschäftigt natürlich auch die Frage, warum sie unter Alpträumen leiden. Hierzu ist es zum einen wichtig zu betonen, dass es im Rahmen der Alptraumtherapie nicht vorrangig darum geht, die persönlichen Gründe für die Alpträume zu finden, sondern Bewältigungsmöglichkeiten für die Alpträume zu entwickeln. Trotzdem können mögliche Ursachen bzw. Auslöser für Alpträume genannt werden. Diese können sein:
- Medikamente und Drogen (z. B. Alkohol).
- Physische Krankheiten (z. B. vor oder nach schweren Operationen).
- Psychische Krankheiten (z. B. Depressionen, Psychosen).
- Persönlicher Stress (z. B. berufliche Überforderung).
- Traumatische Erfahrungen (z. B. Missbrauchserfahrungen, Unfall).

36

- Ungelöste Konflikte (z. B. Unzufriedenheit am Arbeitsplatz, Ungewissheit über eine Trennung).

Es sollte allerdings berücksichtigt werden, dass sich in vielen Fällen kein konkreter Auslöser für die Alpträume finden lässt. Es hat sich als hilfreich erwiesen, dass in diesen Fällen die Patienten das Fehlen von klaren Ursachen oder Auslösern für die Alpträume akzeptieren und von der Suche nach möglichen Störungen oder Konflikten lassen.

Hinweise zur Förderung des Ein- und Durchschlafens (Schlafhygiene) sollten auch zu Beginn der Alptraumbehandlung vermittelt werden, weil ein Mangel an schlafhygienischen Vorkehrungen die Alptraumsymptomatik noch verstärken kann. Einschlägige und hilfreiche Anleitungen zur Verbesserung der Schlafhygiene finden sich bei Müller und Paterok (2010) und bei Spiegelhalder et al. (2011). Allerdings führt die Verbesserung der Schlafhygiene allein noch nicht zu einem nennenswerten Rückgang der Alpträume. Dies sollte dem Patienten mitgeteilt werden, damit keine Enttäuschung darüber auftritt, dass durch das Befolgen schlafhygienischer Maßnahmen in der Regel noch keine Besserung der Alptraumsymptomatik zu erwarten ist. Eine Aufstellung der relevanten Punkte für eine gute Schlafhygiene stellt zum Beispiel die Deutsche Gesellschaft für Schlafforschung und Schlafmedizin (DGSM, 2008) auf ihrer Internet-Homepage zur Verfügung.

Hinweise zur Schlafhygiene

4.3.3 Rekonstruktion und Dokumentation von Alpträumen

Die Rekonstruktion von Alpträumen findet üblicherweise auch noch in der ersten Therapiesitzung statt. Bei der Alptraumrekonstruktion geht es darum, dass der Patient die Gelegenheit bekommt, einen seiner Alpträume zu berichten. Auch wenn die Alptrauminhalte erst ab der vierten Sitzung in den Fokus der Therapie rücken, ist es zum einen für viele Patienten wichtig, dass es bereits zu Beginn um „ihre Alpträume" geht, zum anderen wissen sie dann, was bei der Rekonstruktion der Alpträume von ihnen erwartet wird. Bei sehr ängstlichen Patienten oder Patienten mit posttraumatischen Alpträumen kann es sinnvoll sein, diesen Teil auf eine der kommenden Sitzungen zu verschieben, damit erst eine vertrauensvolle therapeutische Basis geschaffen werden kann.

Alptraumrekonstruktion

Bei der Alptraumrekonstruktion schildert der Patient einen aktuellen oder besonders eindrucksvollen oder typischerweise immer wiederkehrenden Alptraum. Die Aufgabe des Therapeuten ist es, zusammen mit dem Patienten den geschilderten Alptraum möglichst genau zu erfassen. Der Therapeut wird also immer wieder nachfragen, wenn etwas in der Schilderung unklar geblieben ist, er wird den Patienten nach erlebten Sinneseindrücken und

Gefühlen während des Traums befragen, etc. Für den Therapeuten ist es wichtig, den berichteten Alptraum möglichst genau mitzuprotokollieren, da er gegebenenfalls die Grundlage für die spätere Alptraummodifikation (ab der vierten Sitzung) sein wird.

> **Merke:**
>
> Die Rekonstruktion des Alptraums ist auch für den Therapeuten wichtig, um sich ein konkretes und anschauliches Bild von dem Alptraum des Patienten und den damit verbundenen Gefühlen, Sorgen und Befürchtungen zu machen.

Kontinuierliche Aufzeichnung von Alpträumen

Der Patient sollte am Ende der ersten Therapiesitzung dazu aufgefordert werden, im Laufe der Therapie die erlebten Alpträume aufzuzeichnen. Dazu können spezielle Protokollbögen verwendet werden (siehe unten). Als Grundlage für die spätere Modifikation eines Alptraums im Rahmen der Therapie ist eine möglichst detailgetreue Kenntnis der Träume für den Patienten und den Therapeuten entscheidend. Zum einen muss sich der Therapeut ein genaues Bild von dem Inhalt der Träume machen können, um den Patienten bei seinen Bewältigungsstrategien und der Modifikation des Traums zu unterstützen, zum anderen benötigt der Patient zur Bearbeitung und Umarbeitung seines Alptraumes ein ebenso exaktes Bild. Das Aufzeichnen der Alpträume stellt also gewissermaßen die Basis für den letzten und entscheidenden Schritt in der Therapie dar. Nur wenn es sich um sehr viele und sehr belastende Alpträume handelt, kann erwogen werden, entweder nicht alle Alpträume aufzuschreiben oder aber, bei posttraumatischen Alpträumen, besonders negative Elemente oder das Ende auszusparen.

Aufgrund der Tatsache, dass die Fähigkeit, sich an Trauminhalte zu erinnern, mit zunehmendem Zeitabstand zum Traum immer mehr abnimmt, ist es notwendig, den Alptraum möglichst unmittelbar nach dem Erwachen aufzuschreiben. Jede zeitliche Verzögerung führt dazu, dass Einzelheiten vergessen werden und es besteht die Gefahr, dass Erinnerungslücken unbewusst gefüllt werden. Diese Füllungen entsprechen dann aber nicht dem tatsächlichen Traumgeschehen. Es ist ferner auch möglich, dass dem Patienten in zeitlichem Abstand zum Traum manche Dinge unangenehm oder schamvoll besetzt erscheinen und er sie durch bewusste oder unbewusste Zensur bei einer zeitlich verzögerten Aufzeichnung weglässt. Darum sollte der Patient angeleitet werden, den jeweiligen Alptraum möglichst direkt nach dem Erwachen aufzuzeichnen.

Häufig ist ein positiver Nebeneffekt des Aufzeichnens von Alpträumen der, dass bereits dieses sich mit dem Alptraum auseinandersetzen zu einer Besserung der Träume führt. Das Aufzeichnen führt zu einer Externalisierung des Traumgeschehens und ermöglicht dem Patienten, den Alptraum von außen zu betrachten. Dies lässt den Patienten einen gewissen Abstand zu seinem Traumgeschehen entwickeln.

Die Aufzeichnung (Dokumentation) eines Alptraumes kann auf drei verschiedene Arten erfolgen: schriftlich in Form eines Tagebuches, verbal mittels eines Diktiergerätes oder anhand eines speziellen Fragebogens („Fragebogen zur Aufzeichnung von Alpträumen" vgl. Anhang, S. 83; Items siehe nachfolgender Kasten). Stellt sich heraus, dass der Patient mit den ersten beiden freieren Formen der Alptraumdokumentation nicht zurechtkommt, so kann er den Fragebogen als Protokollbogen für seine Alpträume nutzen. Andernfalls kann der Fragebogen als eine Art Leitfaden für die Dokumentation der Alpträume ausgehändigt werden. In jedem Fall sollte der Therapeut in der Therapiesitzung die relevanten Fragen des Fragebogens mit dem Patienten besprechen. Neben Fragen nach den verschiedenen Sinneseindrücken wird auch nach der Anzahl und der Art des Alptraumes (Selbst ins Traumgeschehen involviert? Realer, fiktiver oder bizarrer Traum?), dem eigenen Verhalten im Traum und nach Gedanken und Gefühlen während, als auch nach dem Traum, gefragt. So werden auch Details dokumentiert, die nicht spontan berichtet werden, aber für die spätere Modifikation relevant sind.

Wichtige Fragen für die Dokumentation von Alpträumen

1. Frage: Hatten Sie heute Nacht einen oder mehrere Alpträume? (falls mehrere Alpträume, bitte für jeden Alptraum einen Fragebogen verwenden!)
2. Frage: Haben Sie das Traumgeschehen von Außen beobachtet oder waren Sie selbst involviert?
3. Frage: Haben Sie die geträumte Situation schon einmal erlebt oder war es eine fiktive, bizarre und unrealistische Situation?
4. Frage: Was haben Sie beobachtet bzw. wie haben Sie sich verhalten?
5. Frage: Was haben Sie gesehen?
6. Frage: Was haben Sie gehört?
7. Frage: Was haben Sie gerochen/geschmeckt?
8. Frage: Haben Sie etwas gespürt? (z. B. auf der Haut)
9. Frage: Was haben Sie gedacht?
10. Frage: Welche Emotionen hatten Sie während des Traums?
11. Frage: Welche Emotionen hatten Sie nach dem Aufwachen?

Unabhängig von der gewählten Art der Dokumentation sollten folgende Punkte bei der Aufzeichnung des Alptraumes beachtet werden, die dem Patienten auch auf dem „Merkblatt zur Aufzeichnung von Alpträumen" (siehe Karte im Anhang des Buches) mitgegeben werden können. Die Alptraumdokumentation sollte über den kompletten Therapiezeitraum hinweg erfolgen.

Merkblatt zur Aufzeichnung von Alpträumen

- Gehen Sie abends mit dem Vorsatz ins Bett, sich am Morgen nach dem Aufwachen an den Traum erinnern zu wollen.
- Legen Sie ein Blatt Papier bzw. Tagebuch und Stift/Diktiergerät/Fragebogen griffbereit neben Ihr Bett.
- Zeichnen Sie Ihre Alpträume möglichst direkt nach dem Erwachen auf. Denn: je mehr Zeit zwischen dem Alptraum und der Aufzeichnung vergeht, umso mehr Erinnerungslücken und Verzerrungen treten auf.
- Verwenden Sie Formulierungen in der Gegenwarts- und Ich-Form, wodurch es Ihnen leichter fällt, sich detailliert an den Alptraum zu erinnern und diesen auch entsprechend zu beschreiben. Wichtig ist auch, dass alles aufgezeichnet wird, was Ihnen einfällt: alle Handlungen, alle Wahrnehmungen, alle während des Alptraums empfundenen Gefühle sowie auch vage „Fetzen" und scheinbar unwichtige oder peinliche Details.
- Bei mehreren Alpträumen bietet es sich an, diese in der Reihenfolge aufzuzeichnen, in der sie auftraten.
- Erst nach der Aufzeichnung des Alptraumes ist eine Ergänzung durch spätere im Wachzustand auftretende Gedanken und Gefühle ratsam, da sonst die Gefahr besteht, dass die im Alptraum erlebten Gefühle mit den im Wachzustand erlebten Gefühlen vermengt werden.

Nachbesprechung der Alptraumaufzeichnung

Da die Aufzeichnung der Alpträume zu Hause und in Eigenverantwortung des Patienten erfolgt, sollte zum Zwecke der Überprüfung die Durchführung dieser Aufgabe zu Beginn der nächsten Sitzung thematisiert werden. Bei dieser Nachbereitung bietet es sich an, folgende Aspekte zu erfragen:

- Hat der Patient seine Alpträume aufgezeichnet? (Wenn nein, warum nicht?)
- Welche Aufzeichnungsart wurde verwendet?
- War die Aufzeichnung erfolgreich? (Wie detailliert ist die Aufzeichnung?)
- Was ist dem Patienten bei der Aufzeichnung leicht gefallen?
- An welchen Stellen ergaben sich möglicherweise Probleme?
- Benötigt der Patient eventuell eine erneute Einweisung?

4.4   Entspannungsverfahren

In der zweiten Therapiestunde wird dem Patienten ein Entspannungsverfahren vermittelt. Dies stellt eine notwendige aber nicht hinreichende therapeutische Maßnahme bei der Behandlung von Alpträumen dar. Viele Patienten mit Alpträumen leiden unter einem erhöhten Angst- oder Anspannungsniveau, so dass regelmäßige Entspannung einen hilfreichen Therapie-

40

bestandteil darstellt. Es ist ausreichend, eine Kurzversion entweder der Progressiven Muskelentspannung (PMR) nach Jacobson (1990) oder des Autogenen Trainings (AT) nach Schultz (1991), zu vermitteln. Wenn der Patient bereits ein Entspannungsverfahren beherrscht, kann diese Sitzung übersprungen werden und gleich mit dem nächsten Schritt, der Übung von Imaginationstechniken begonnen werden. Allerdings sollte der Therapeut sich davon überzeugen, dass der Patient das Entspannungsverfahren auch gut beherrscht, sofern er es anderswo gelernt hat.

Das Beherrschen eines Entspannungsverfahrens im Rahmen der Alptraumbehandlung hat zwei Funktionen: Zum einen sollen die Patienten generell entspannter und ruhiger werden, was zu einem Rückgang der psychischen Belastung und des erlebten Stresses führt. Zum anderen sind die weiteren Therapiebausteine (Imagination, Modifikation des Alptraums) stark an die Fähigkeit zur körperlichen Entspannung und zur geistigen Gelassenheit geknüpft. Beides wird durch die regelmäßige Anwendung eines Entspannungstrainings gefördert.

Warum Entspannung?

Auf die Darstellung von Übungen der PMR und des AT wird verzichtet. Es wird davon ausgegangen, dass die meisten Therapeuten mindestens eine dieser Techniken beherrschen. Konkrete Übungsbeispiele finden sich, neben anderen einschlägigen Therapiemanualen oder Handbüchern, auch in dem Therapiemanual zur Alptraumbehandlung (Thünker & Pietrowsky, 2011). Die Durchführung eines Entspannungstrainings sollte nicht länger als 20 bis 25 Minuten dauern. Welches der beiden Verfahren gewählt wird, kann nach den Vorlieben des Patienten oder Therapeuten entschieden werden.

Merke:

Entspannungsverfahren stellen eine notwendige aber nicht hinreichende Therapiemaßnahme für die Behandlung der Alpträume dar.

In der Regel beginnt die zweite Therapiesitzung mit der Darstellung des Grundprinzips der Entspannung (vegetative Umschaltung, Generalisierung der Entspannungseffekte, etc.) und geht dann über in die Durchführung des Verfahrens selbst. Danach wird das Entspannungstraining mit dem Patienten besprochen. Bis zur nächsten Therapiesitzung soll er das Entspannungsverfahren dann möglichst täglich üben.

Für das Üben des Entspannungsverfahrens ist es hilfreich, dem Patienten eine Audio-CD auszuhändigen, von der die Entspannungsinstruktionen gehört werden können. Solche CDs werden verschiedentlich angeboten oder finden sich u. a. auch bei Thünker und Pietrowsky (2011). Grundsätzlich ist es auch möglich, dass der Patient sich den Text von einem Angehörigen vorlesen lässt oder – nach einigen Übungsdurchgängen – rekapituliert und sich selbst instruiert.

41

Die Hausaufgabe sollte zu Beginn der nächsten Sitzung besprochen werden. Relevante Fragen sind in diesem Fall:

- Hat der Patient die Entspannungsübung durchgeführt? (Wenn nein, warum nicht?)
- Gab es möglicherweise Schwierigkeiten? Welche?

Wenn die Übungen gar nicht durchgeführt wurden, sollte nachgefragt werden, warum dies der Fall war. Stellt sich heraus, dass es Unsicherheiten in der Durchführung der Übung gab, sollten diese ausgeräumt werden. Gegebenenfalls kann erneut eine Übung in der Therapiesitzung durchgeführt werden. In jedem Fall sollte ausdrücklich auf die Wichtigkeit des selbstständigen Übens des Entspannungsverfahrens hingewiesen werden. Auch wenn beim Üben Schwierigkeiten aufgetreten sind, sollten diese thematisiert werden. Ein häufiger Fehler ist, dass Patienten die Übung nur dann einsetzen, wenn sie sehr erregt sind und das Gefühl haben, sich entspannen zu müssen. An dieser Stelle muss erneut erklärt werden, dass ein erfolgreicher Einsatz bei starker Erregung nur nach intensivem Üben möglich ist.

4.5   Imaginationsübungen

In der dritten Therapiesitzung werden nach der Nachbesprechung des als Hausaufgabe geübten Entspannungsverfahrens Imaginationsübungen mit dem Patienten durchgeführt. Diese haben folgende Ziele:

- Förderung der Imaginationsfähigkeit.
- Herausarbeiten der vorherrschenden Sinnesmodalitäten.
- Umgang mit Veränderungen im Rahmen der Imaginationsübungen.
- Eigenständiges Durchführen weiterer Imaginationsübungen.

Die bildliche Vorstellung (Imagination) bildet die Grundlage für das weitere Vorgehen in der Alptraumbehandlung. Darum sind die Imaginationsübungen essenzieller Bestandteil der Alptraumtherapie. Ziel dieser Sitzung ist es herauszuarbeiten, mit welchen Sinnen die Vorstellung am besten klappt, damit diese Sinneskanäle in der nachfolgenden Alptraummodifikation gezielt angesprochen werden können. Außerdem soll die Imaginationsfähigkeit insgesamt gesteigert werden. In der Regel fühlen sich Patienten ihren Alpträumen hilflos ausgeliefert. Sie sollen im Rahmen der Alptraumbehandlung erlernen, dass es durchaus die Möglichkeit zur internen Kontrolle gibt. Ziel der Imaginationsübungen ist es, dass der Patient mithilfe seiner Vorstellungskraft gezielt Szenen hervorrufen und verändern kann. Eine Verbesserung der Imaginationsfähigkeit wird sich nur einstellen, wenn der Patient außerhalb der Therapiesitzungen regelmäßig selbstständig übt. Der Therapeut führt ihn im Verlauf dieser Stunde lediglich in die Technik ein und leitet ihn an, weitere Übungseinheiten durchzuführen.

An Fantasievorstellungen können alle Sinnesmodalitäten beteiligt sein, auch Emotionen spielen häufig eine Rolle. Bei vielen Menschen dominieren eine oder zwei Sinnesmodalitäten, häufig ist eine davon der Gesichtssinn (visuelle Modalität). Auch wenn bei den meisten Personen in Alpträumen visuelle Eindrücke dominieren, ist es für die Behandlung nicht von Bedeutung, ob ein Patient sich die Szenen visuell vorstellen kann. Es ist auch ansonsten unerheblich, wie viele Sinne an der vorgestellten Szene beteiligt sind und um welche Sinne es sich dabei handelt. Dies ist wichtig, auch dem Patienten gegenüber immer wieder zu betonen, um falschem Ehrgeiz und Frustrationen während der Imaginationsübungen vorzubeugen.

Alle Sinne an der Imagination beteiligen

Im Rahmen dieses Therapiebausteins soll zunächst eine „Fantasiereise" durchgeführt werden. Anhand dieser ersten Imaginationsübung wird anschließend mit dem Patienten erarbeitet, welche Sinnesmodalitäten vorherrschend sind. Im weiteren Verlauf der Sitzung wird dann noch eine weitere, vertiefende Übung durchgeführt. Treten Schwierigkeiten bei den einzelnen Übungen auf, sollten diese wiederholt und ggf. durch weitere Übungen ergänzt werden. Ein Übergang zum nächsten Therapiebaustein ist erst sinnvoll, wenn der Patient im Imaginieren der suggerierten positiven Szenen sicher ist.

Bei den Imaginationsübungen können verschiedene Probleme auftreten, sowohl in der Therapiesitzung selbst, als auch bei den Hausaufgaben:

Schwierigkeiten bei Imaginationsübungen

- *Ablenkung:* Die Patienten müssen sich auch während der Hausaufgaben einen ruhigen Ort suchen. Dennoch ist man nicht völlig sicher vor Störungen. Darum sollte in der Sitzung besprochen werden, wie man mit kalkulierbaren Störungen (z. B. Mobiltelefone, Familienmitglieder, etc.) umgehen kann (analog zu den Entspannungsübungen, Kapitel 4.4). Außerdem soll dem Patienten erklärt werden, dass es vorkommen kann, dass seine Gedanken gelegentlich abschweifen. Das gedankliche Abschweifen ist nicht schlimm, wichtig ist aber, dass er sich bemüht, in einem solchen Fall wieder zur Übung zurückzukehren.
- *Negative Bilder:* Vor allem bei posttraumatischen Alpträumen mischen sich häufig negative Bilder in die Vorstellung. Das kann zu Ängsten bis hin zu Panikattacken führen. Wichtig ist hier, dass der Patient angeleitet wird, dass er auch hier die Kontrolle behalten kann, indem er sich, ähnlich wie bei einer Abschweifung, von den negativen Bildern löst und zur Übung zurückkehrt oder – wenn dies nicht gelingt – die Übung jederzeit unterbrechen kann. Auf die spezifische, adaptierte Vorgehensweise bei traumatisierten Patienten wird am Ende dieses Kapitels noch gesondert eingegangen.
- *Kaum Imagination möglich:* Manche Patienten können sich die suggerierten Szenen nur sehr schwer oder gar nicht bildlich vorstellen. In einer solchen Situation können die Bilder „verbalisiert" werden, das heißt der Patient beschreibt sich selbst die Szene im Detail. Diese Technik erfüllt ebenfalls ihren Zweck, da auch hier die Fantasie angeregt wird.
- *Ungewöhnliche Körperwahrnehmungen:* Zum Beispiel Wärme- oder Schweregefühle, Kribbeln in den Händen oder das Gefühl zu schweben, können den Patienten beunruhigen. Diese Körperwahrnehmungen sind

auf die physiologischen Reaktionen der Entspannung während der Übungen zurückzuführen und harmlos.

- *Grundsätzliche Schwierigkeiten bei der Imagination:* Meistens ist es einfacher, keine fiktive Geschichte für die Imaginationsübungen zu verwenden, sondern zunächst auf eine positive Erinnerung (z. B. an den letzten Urlaub) zurückzugreifen, die dann modifiziert wird. Alternativ dazu kann auch auf weniger komplexe Imaginationsübungen zurückgegriffen werden.

Merke:

Imagination ist der Schlüssel zur Modifikation der Alpträume. Imaginationsübungen dienen daher der Verbesserung der Imaginationsfähigkeit des Patienten, sind aber auch von Bedeutung für den Therapeuten, um die Modifikation möglichst leicht und effektiv zu gestalten.

4.5.1 Fantasiereisen

Vertraute Situation imaginieren

Für die erste Fantasieübung empfiehlt es sich, auf eine standardisierte Situation zurückzugreifen, von der auszugehen ist, dass sie mit großer Wahrscheinlichkeit dem Patienten vertraut ist. Es hat sich als hilfreich erwiesen, als Fantasiereise eine Geschichte oder Szene zu wählen, die dem Patienten bekannt ist und als angenehm und gut vorstellbar bezeichnet wird. Exemplarisch wird hier die Fantasiereise „Am Strand" beschrieben (s. nachfolgender Kasten). Weitere Geschichten für Fantasiereisen finden sich bei Thünker und Pietrowsky (2011) oder können vom Patienten vorgegeben werden. Allerdings ist in diesem Fall darauf zu achten, dass auch der Therapeut diese Situation kennt und sie gut beschreiben kann. Da für eine erfolgreiche Imagination ein entspannter Zustand notwendig ist, bietet es sich an, zum Einstieg eine kurze Entspannungsübung durchzuführen.

Im Anschluss an die Fantasiereise soll herausgearbeitet werden, mit welchen Sinnesmodalitäten der Patient während der Übung vornehmlich wahrgenommen hat. Darum sollte der Patient zu Beginn der Übung angeleitet werden, sich nach Möglichkeit die ganze Szene genau vorzustellen.

Instruktion Fantasiereise „Am Strand"

Machen Sie es sich bequem –
Schließen Sie die Augen –
Sie fühlen Ihren Körper ganz bewusst –
Sie sind ruhig –
Ihre Hände und Arme sind angenehm schwer –
Ihre Füße und Beine sind schwer –
Ihr Nacken und Ihre Schultern sind entspannt –
Ihr ganzer Körper ist angenehm warm –

Ihre Atmung ist ruhig und gleichmäßig –
Ihr Gesicht ist ganz entspannt und gelöst –
Ihr Kopf ist frei und leicht –

Stellen Sie sich vor,
Sie stehen am Strand eines Meeres.
Ihre nackten Füße sinken leicht im feuchten Sand ein,
Sie spüren die Brandung, die Ihre Fußknöchel umspielt.
Das Wasser ist angenehm kühl.

Sie schauen den Strand entlang,
Nicht weit von Ihnen erreicht das Wasser eine Sandburg.
Sie riechen das Salz des Meeres, den Seetang, …

Sie gehen weiter den Strand entlang.
Unter Ihren Füßen spüren Sie kleine Steine und Muscheln.
Wenn Sie wollen, heben Sie eine der Muscheln auf.

Sie hören das gleichmäßige Rauschen des Meeres.
Die Sonne scheint.
Ihre Haut ist angenehm warm.
Sie spüren einen leichten Wind, der Sie umschmeichelt.
Der Wind bläst in Ihr Haar und streicht über Ihre Haut.

Sie sehen wieder auf das Meer.
Die Sonnenstrahlen glitzern auf dem Wasser.

Am Strand ist auch eine kleine Bar mit Liegestühlen.
Sie gehen dorthin und lassen sich in einem der Liegestühle nieder.
Sie merken, dass Sie durstig sind.
Ihnen wird ein Glas oder eine Tasse gebracht.
Darin Ihr Lieblingsgetränk.
In Ihrer Hand halten Sie das Getränk,
Sie riechen daran.
Sie setzen das Glas an die Lippen und trinken.
Es schmeckt gut.

Sie atmen tief und befreit durch.
Genießen Sie den Augenblick.

Nach einer Weile kommen Sie wieder in die Realität zurück.
Sie strecken die Arme und räkeln sich, wie nach einem langen und erholsamen Schlaf.
Die Wärme und die Ruhe bleiben Ihnen.
Öffnen Sie langsam die Augen und finden Sie sich wieder im Raum zurecht.

Zur anschließenden Besprechung der Imaginationsübung können die folgenden Leitfragen verwendet werden:

- Haben Sie sich während der Fantasiereise wohl gefühlt?
- Gab es etwas, das Sie sich besonders gut vorstellen konnten?
- Konnten Sie sich vorstellen, wie die Wellen an den Strand rollten oder wie beispielsweise die Muscheln aussahen?
- Konnten Sie das gleichmäßige Rauschen des Meeres hören?
- Haben Sie in Ihrer Fantasiereise eine der Muscheln aufgehoben?
- Hatten Sie den Eindruck, die Sonne auf Ihrer Haut spüren zu können?
- Konnten Sie sich die Wellen vorstellen, die gegen Ihre Knöchel geschlagen sind?
- Was haben Sie sich vorgestellt zu trinken?
- Hatten Sie den Eindruck, das Getränk schmecken zu können?
- Konnten Sie das Meer riechen?

4.5.2   Alternative Übungen

Weniger komplexe Szenen vorstellen

Manchen Patienten fällt es schwer, sich ganze Szenerien vorzustellen. Hier besteht die Möglichkeit, zunächst mit weniger komplexen Bildern zu arbeiten. Nachfolgend sind zwei Beispiele (Ball und Treppe) aufgeführt, wie eine solche Übung aussehen könnte. Die Einleitung sowie die Rücknahme können auf die gleiche Art und Weise erfolgen, wie es auch bei der vorangegangenen Fantasiereise der Fall war. Die Fragen im Anschluss an die Imagination können ebenfalls analog zu denen bei den komplexeren Fantasiereisen erfolgen, wichtig ist dabei, dass alle in der Übung angesprochenen Sinnesmodalitäten abgefragt werden.

Instruktion Imaginationsübung „Ball"
Stellen Sie sich zunächst einen Kreis vor.
Füllen Sie diesen Kreis mit Farbe, zum Beispiel einem kräftigen Rot.
Halten Sie den Kreis einige Augenblicke in Gedanken fest.
Allmählich verwandelt sich der Kreis in einen Ball.
Greifen Sie danach und nehmen Sie den Ball in die Hand.
Sie können ihn in der Hand ein paar Mal hin- und herdrehen.
Lassen Sie den Ball über den Boden hüpfen.
Schauen Sie ihm nach, wie er auf den Boden prallt.
Lauschen Sie dabei auf das Geräusch des Aufpralls.
Lassen Sie den Ball ruhig noch einige Male auf und nieder hüpfen.

Folgende Fragen können nach der Imaginationsübung gestellt werden:
- Wenn Sie sich die Übung noch einmal in Erinnerung rufen, was konnten Sie sich am besten vorstellen?
- Konnten Sie den Kreis am Anfang sehen?
- Wie hat er sich verändert?
- Haben Sie nach dem Ball gegriffen? Wie hat er sich angefühlt?
- Haben Sie den Ball springen lassen? Wie hat das ausgesehen?
- Haben Sie das Aufprallen des Balls gehört?

Instruktion Imaginationsübung „Treppe"
Stellen Sie sich zunächst eine Treppe vor.
Eine einfache Holztreppe mit etwa zehn Stufen.
Stellen Sie sich die Stufen vor, das Geländer, die Farbe des Holzes.
Wenn Ihnen das gelingt, gehen Sie zum Fuß der Treppe.
Greifen Sie nach dem Geländer und spüren Sie das alte, massive Holz in Ihrer Hand.
Setzen Sie vorsichtig einen Fuß auf die alten Stufen.
Lauschen Sie dabei auf Ihre Schritte.
Lauschen Sie auf das Knarren des Holzes unter Ihren Füßen.
Lassen Sie das Knarren als Echo widerhallen.
Gehen Sie die Treppe ruhig ein paar Mal hinauf und hinunter.
Variieren Sie Ihre Geschwindigkeit und achten Sie darauf, wie die Bretter unter Ihren Füßen knarren.

Die Besprechung der Imaginationsübung kann anhand der folgenden Leitfragen erfolgen:
- Wenn Sie sich die Übung noch einmal in Erinnerung rufen, was konnten Sie sich am besten vorstellen?
- Wie genau sah die Treppe in Ihrer Vorstellung aus?
- Haben Sie die Treppe betreten?
- Wie haben sich die Schritte auf dem Holz angehört?
- Haben Sie gespürt, wie das Holz unter Ihren Füßen nachgegeben hat?
- Haben Sie die Geschwindigkeit variiert? Was haben Sie dabei beobachtet?

4.5.3   Vertiefungsübung

Die Vertiefungsübung soll dem Patienten die Möglichkeit geben, Szenen weiterzuentwickeln und zu verändern. Es ist im Verlauf der Behandlung essenziell, dass der Patient in der Lage ist, die Szenen in seinem Alptraum

Vertiefende Imaginationsübung: Szenen verändern

bewusst verändern zu können. Es hat sich als sinnvoll herausgestellt, bei dieser Vertiefungsübung an die zuvor imaginierte Szene anzuknüpfen und in dieser Szene eine Veränderung, in diesem Fall des Wetters, herbeizuführen. Die konkrete Reaktion des Patienten auf die Veränderung bleibt ihm überlassen und wird anschließend besprochen. Ziel ist es nicht, die Hilflosigkeit des Patienten zu verstärken, sondern ihm im Gegenteil anhand eines neutralen Beispiels (die imaginierte Szene ist weniger stark emotional besetzt als der Alptraum) zu zeigen, dass es die Möglichkeit gibt, aktiv zu handeln.

Instruktion Vertiefungsübung „Wetterveränderung"

Stellen Sie sich noch einmal den Ort vor, an dem Sie eben in Ihrer Fantasiereise waren.

Sie sitzen dort, bei schönstem Wetter am Strand.

Die Sonne wärmt ihre Haut.

Plötzlich spüren Sie, wie es kühler wird.

Dicke Wolken sind am Himmel aufgezogen und verdecken die Sonne.

Es wird windiger.

Sie spüren, wie der kühle Wind über Ihre Haut streicht.

Nach kurzer Zeit fällt ein erster Regentropfen auf Ihren Arm, dann ein zweiter und schließlich ein ganzer Regenschauer.

Es ist ein warmer Sommerregen.

Sie spüren Tropfen auf Ihrer Haut.

Sie überlegen sich, was Sie nun wohl tun werden …

Zur Besprechung der Imaginationsübung können die folgenden Leitfragen verwendet werden:
- Wenn Sie sich die Szene noch einmal in Erinnerung rufen, was konnten Sie sich am besten vorstellen?
- Welche Veränderung haben Sie zuerst bemerkt?
- Was ging Ihnen durch den Kopf, als Sie die Veränderung bemerkt haben?
- Haben Sie überlegt, die Situation zu verändern?
- Wie haben Sie dann reagiert?
- Wie haben Sie sich am Ende der Übung gefühlt?

Wenn die Übung Schwierigkeiten bereitet

Glückt die Übung zunächst nicht, fühlt der Patient sich beispielsweise unwohl, kann aber nicht reagieren, können im Gespräch zunächst mögliche hilfreiche Reaktionen erörtert werden, bevor eine Wiederholung der Übung erfolgt. Um den Patienten zu unterstützen, kann anstelle des offenen Endes der Übung die im Gespräch erarbeitete Lösung angeleitet werden. Es ist zu bedenken, dass nicht nur eine Reaktion im Sinne von beobachtbarem Verhalten, sondern auch eine Neubewertung der Situation („Regen als willkommene Abkühlung, die man in vollen Zügen genießt") einen erfolgreichen Umgang mit der Aufgabe darstellt.

4.5.4 Besonderheiten bei der Behandlung von Traumapatienten

Bei traumatisierten Patienten kann die Einführung der Imaginationsübungen eine besondere Herausforderung darstellen. Die Gefahr, dass sich die in der Übung suggerierten, positiven Bilder mit negativen Erinnerungen (Flashbacks) vermischen, ist groß. Darum empfiehlt es sich, zum einen für die Imaginationsübungen insgesamt mehr Zeit einzuplanen, zum anderen auch als erstes eine zusätzliche Übung, beispielsweise die bekannte „Übung vom sicheren Ort" einzuführen. Diese Übung findet sich u. a. bei Thünker und Pietrowsky (2011). Ist dieser sichere Ort in der Vorstellung erst einmal entwickelt, kann er im weiteren Therapieverlauf als „Anker" benutzt werden, wenn negative Bilder die Vorstellung dominieren oder der Patient Angst bekommt. Außerdem gilt, wie bei den Entspannungsübungen, dass die Augen zunächst geöffnet bleiben können.

Zusätzliche Übung: „Übung vom sicheren Ort"

Im Unterschied zu den zuvor genannten Fantasiereisen handelt es sich bei dieser Imaginationsübung um eine Übung, die noch mehr Spielraum für eigene Ideen lässt. Das ist notwendig, da es sich um einen individuellen Zufluchtsort handeln soll. Es kann aber auch dazu führen, dass der Patient sich beispielsweise nicht für einen Ort entscheiden kann und in der Übung stecken bleibt. Ist dies der Fall, sollte vor einem erneuten Übungsversuch im Gespräch erarbeitet werden, wie der persönliche sichere Ort aussehen soll. Traut der Patient sich dies zu, kann die Instruktion beim zweiten Versuch gleich lautend sein, häufig bietet es sich aber an, die Schilderungen des Patienten bereits in die Instruktion zu übernehmen. Es gibt auch Patienten, die ihren inneren Ort nicht preisgeben wollen. In diesem Fall ist es nicht förderlich, darüber zu diskutieren, sondern diese Entscheidung sollte akzeptiert werden. Bei der Nachbesprechung würde man sich dann darauf beschränken zu erörtern, mit welchen Sinnen der Ort wahrgenommen wurde. Im Anschluss an die Übung vom sicheren Ort kann entweder eine andere Fantasiereise durchgeführt werden, oder die Wetterveränderung angeschlossen werden. Diese Entscheidung sollte davon abhängig gemacht werden, wie sicher sich der Patient bereits mit den Imaginationsübungen fühlt und wie viel Zeit bereits für diesen Therapiebaustein aufgewendet wurde.

Merke:

Imaginationsübungen bei Patienten mit einer PTBS erfordern eine besonders hohe Sensibilität um das Auftreten von Flashbacks zu vermeiden und gegebenenfalls Erfahrung im Umgang mit dissoziierenden Patienten.

Bei Patienten, die während der Übungen dissoziieren, sollte geübt werden, wie dies frühzeitig unterbrochen werden kann. Ein Dissoziieren zeigt sich vor allem in Symptomen wie der Derealisation und Depersonalisation. Das bedeutet, die Patienten wirken geistig abwesend, erinnern intensiv frühere traumatische Situationen (Flashbacks), erleben sich selbst oder ihren Körper als nicht wirklich, haben absonderliche Körpererfahrungen oder erleben ihre traumatischen Erinnerungen in einem distanzierten, beobachtenden und emotionslosen Zustand. Es kann eine teilweise bis vollständige Immobilität auftreten, d. h., die Patienten erstarren und können sich oder bestimmte Körperteile nicht mehr bewegen und es kann eine verminderte Schmerzempfindlichkeit auftreten, die zum bewussten Beifügen von schmerzhaften Reizen (sich mit Messer ritzen, kneifen, Haare ausreißen) führt. Ein Dissoziieren ist auch häufig begleitet von einem Gefühl starker innerer Anspannung, das oft nicht artikuliert werden kann.

Viele Patienten können, wenn dies ausdrücklich erlaubt wird, die jeweilige Übung unterbrechen, bevor das Vollbild eines dissoziativen Zustands auftritt. Weist der Therapeut nicht explizit vor der ersten Imaginationsübung darauf hin, dass das Unterbrechen der Übungen zur Verhinderung von Flashbacks ein adäquates Mittel ist, trauen sich viele Patienten nicht, die Übung zu verlassen, mit dem Risiko, dass sie dissoziieren. Traut der Patient sich eine verbale Äußerung nicht zu, kann auch ein anderes Signal, z. B. das Öffnen der Augen oder eine Handbewegung, vereinbart werden. Oft gelingt es Patienten, die Übungen bis zum Ende durchführen zu können, nachdem sie sie in der Anfangsphase einige Male gestoppt haben (Selbstwirksamkeit). Manchmal gelingt auch ein angeleitetes Zurückkehren zum Inhalt der Übung und damit zu den positiven Bildern (z. B. „Sie drehen das negative Bild aus Ihrer Erinnerung an einem Regler immer schwächer/unschärfer und stellen die Szene aus der Fantasiereise wieder scharf" oder „Sie schieben das negative Bild energisch zur Seite, so dass Sie sich wieder auf die Situation […] konzentrieren können"). Dies erfordert in der Regel mehr Übung und würde bei einem durch den Therapeuten angeleiteten Üben voraussetzen, dass er weiß, wann sich negative Bilder einschieben. Diese Form des Umgangs mit negativen Erinnerungen sollte mit dem jeweiligen Patienten aber auf jeden Fall besprochen werden. Manchmal hat der Patient auch schon Vorerfahrungen mit solchen und ähnlichen Techniken, auf die dann zurückgegriffen werden kann.

In seltenen Fällen kann es passieren, dass Flashbacks bereits in dem Moment eintreten, wo der Patient sich passiv auf die Imaginationsübung einlässt und somit zumindest im subjektiven Erleben ein Stück der Kontrolle abgibt. Ein erster Schritt könnte sein, dass der Patient die passive Rolle verlässt und beispielsweise seinen sicheren Ort laut beschreibt. Auch ein Gegenstand, den der Patient in der Hand hält, um in Verbindung mit dem „Hier und Jetzt" zu bleiben, der vielleicht sogar im Zusammenhang mit dem sicheren Ort steht, kann hilfreich sein. Auf den Umgang mit dissoziativen Zuständen in der Therapiesitzung sei auch auf Ehlers (1999) verwiesen.

4.5.6 Hausaufgabe

Wichtig für den Erfolg der Behandlung ist ein regelmäßiges Training zu Hause. Bis zur nächsten Therapiesitzung, und ggf. auch noch darüber hinaus, ist die tägliche Durchführung von mindestens einer Imaginationsübung empfehlenswert. Hierzu kann das Übungsbeispiel genutzt und dem Patienten als Kopie mit nach Hause gegeben werden. Auch kann der Patient natürlich angeregt werden, eigene Situationen für die Imaginationsübungen zu finden und zu nutzen. Wichtig ist, dass vor allem das Verändern der vorgestellten Szenen geübt wird.

Regelmäßiges Training zu Hause ist für den Erfolg von großer Bedeutung

Während des Imaginationstrainings zu Hause ist es notwendig, dass der Patient nach Möglichkeit ungestört ist. Es sollte auch noch einmal auf die Regeln zur Durchführung von Entspannungsübungen verwiesen werden, die hier ebenfalls gelten. Zu Beginn der folgenden Sitzung werden die Erfahrungen und Erfolge bei der selbstständigen Durchführung der Imaginationsübungen thematisiert. Wenn Schwierigkeiten aufgetreten sind, werden diese ebenfalls besprochen, bei Bedarf müssen weitere Imaginationsübungen durchgeführt werden.

4.6 Alptraummodifikation

Bei der Alptraummodifikation handelt es sich um den wichtigsten und den spezifischsten Aspekt in der Alptraumtherapie auf der Basis eines Imagery Rehearsal-Ansatzes. In der Regel wird damit in der vierten Sitzung begonnen. Es gilt einen emotional negativ besetzten Traum so zu modifizieren, dass er für den Patienten keine Belastung mehr darstellt.

Alptraummodifikation als der spezifischste Teil der Alptraumtherapie

Ziele

• Modifikation mindestens eines Alptraums, dazu gehören
  – Rekonstruktion des Alptraums
  – Explizierung negativ besetzter Traumelemente
  – Herausarbeiten charakteristischer Traumelemente
  – Finden von Alternativen zu den negativ besetzten Traumelementen
  – Schaffung eines alternativen, neutralen Traumhergangs
• Verständnis und Verinnerlichung der verwendeten Therapietechniken
• Fähigkeit zur eigenständigen Durchführung weiterer Alptraummodifikationen auch nach Abschluss der Therapie

Materialien
• Arbeitsblatt: Veränderung meines Alptraums (vgl. Anhang, S. 85) • Leitfaden Alptraumveränderung (vgl. Abb. 7 auf S. 62)

Der Patient hat in den letzten Wochen seine Alpträume schriftlich festgehalten. Es kann sich dabei entweder um mehrere verschiedene oder einen wiederkehrenden Alptraum handeln. Das Ziel der Therapie besteht nicht darin, alle Alpträume zu bearbeiten. Vielmehr sollte es Ziel sein, dem Patienten die Fähigkeit zu vermitteln, seine Alpträume selbstständig zu verändern. Das heißt, dass bei einem Patienten mit mehreren Alpträumen während der Therapie etwa zwei Alpträume bearbeitet werden. Beim ersten finden große Teile der Alptraummodifikation in den Sitzungen mit viel Unterstützung des Therapeuten statt. Die Modifikation des zweiten Alptraums wird dann mehr in die Hausaufgaben verlagert. Der zeitliche Ablauf der Therapiesitzungen zur Alptraummodifikation hängt davon ab, ob es einen wiederkehrenden oder mehrere verschiedene Alpträume gibt (vgl. Tab. 5).

Tabelle 5: Zeitliches Vorgehen bei wiederkehrenden vs. unterschiedlichen Alpträumen

Sitzung	Ein wiederkehrender Alptraum	Verschiedene Alpträume
4	– Besprechung des Alptraums – Gemeinsame Planung der anstehenden Modifikation	– Ermittlung von Alptraumthemen – Auswahl eines Traums – Besprechung des Alptraums, ggf. Beginn der Modifikation
5	– Beginn der Modifikation mithilfe des Arbeitsblattes (Therapeut unterstützt bei möglichst eigenständigem Vorgehen)	– Modifikation des Traums (Therapeut unterstützt viel), Aufschreiben durch den Therapeuten – Üben (Imagination) als Hausaufgabe
6	– Fortsetzung Modifikation (Erarbeitung eines alternativen Traumhergangs) – Aufschreiben und Üben (Imagination) des Traums als Hausaufgabe	– Auswahl und Besprechung des zweiten Traums – Besprechung der Modifikationstechnik, Einführung Arbeitsblatt und Vorbereitung der eigenständigen Modifikation – Selbstständige Modifikation als Hausaufgabe
7	– Besprechen der Hausaufgabe und Reflektieren der durchgeführten Arbeitsschritte	– Besprechung der eigenständig durchgeführten Modifikation

Darstellung des schrittweisen Vorgehens bei der Alptraummodifikation

Im Folgenden wird das schrittweise Vorgehen der Alptraummodifikation beschrieben (vgl. Abb. 4), die sich über mehrere Sitzungen erstreckt. Wie lange für die einzelnen Schritte benötigt wird, sollte individuell angepasst werden. Grundsätzlich hat es sich in der Praxis bewährt, einen ersten Alptraum vollständig, oder nahezu vollständig während der Sitzungen zu modifizieren und einen weiteren Traum primär selbstständig vom Patienten verändern zu lassen. Hat der Patient nur einen wiederkehrenden Alptraum, würde man sich für die Modifikation dieses Traumes mehr Zeit lassen und den Patienten von vornherein eher bei der eigenständigen Veränderung des

Traumes unterstützen. Wichtig ist, dass der Patient am Ende der Therapie den Eindruck hat, das Verfahren eigenständig anwenden zu können (Selbstwirksamkeit). Am Ende dieses Kapitels finden sich einige Beispiele für Traummodifikationen.

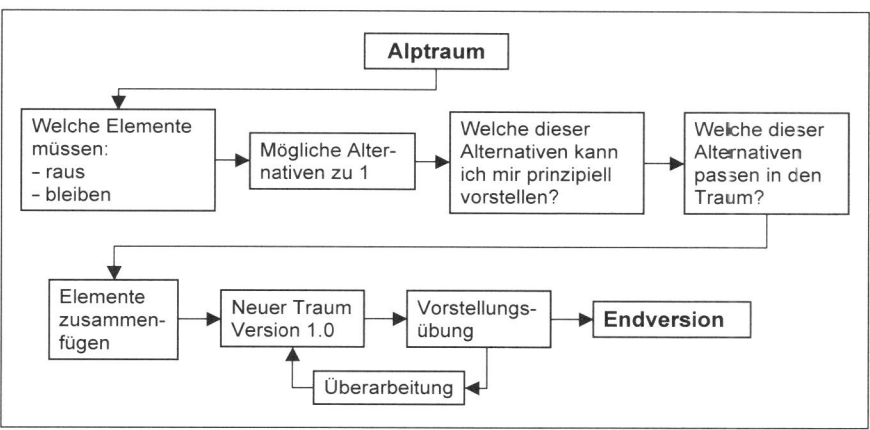

Abbildung 4: Schrittweises Vorgehen bei der Alptraummodifikation im Überblick

Die wesentlichen Schritte der Alptraummodifikation sind somit:
1. Entscheidung darüber, welche Elemente aus dem Alptraum entfernt werden müssen und welche bleiben sollen.
2. Finden von Alternativen zu den zu entfernenden Elementen.
3. Einfügen dieser Alternativen in den ursprünglichen Alptraum und Erstellung des neuen Traumskriptes.
4. Imagination dieses neuen Traumskriptes.
5. Entscheidung darüber, ob dieses Traumskript angemessen ist (individuell passend, gut vorstellbar und angstfrei).
6. Gegebenenfalls Wiederholung der Schritte 1 bis 5 bis zu einer passenden Endversion eines neuen Traumskriptes.

Merke:

Bei der Alptraummodifikation handelt es sich um den Kern der Alptraumtherapie. Hierbei geht es um die Veränderung eines angstauslösenden Traums in einen zwar ähnlichen, aber nicht mehr ängstigenden Traumablauf.

Handelt es sich um sehr unterschiedliche Alpträume, sollte zunächst ein als besonders typisch empfundener Traum gewählt werden. Grundsätzlich ist es irrelevant, welcher Traum zuerst modifiziert wird, es bietet sich allerdings aus Gründen der Therapiemotivation an, mit dem subjektiv am stärksten belastenden Traum zu beginnen. Es kann auf den Traum zurückgegriffen werden, der bereits zu Beginn der Therapie besprochen wurde, dies ist aber

Typischen Traum auswählen

nicht notwendig. Grundsätzlich sollten bei verschiedenen Alpträumen auch mehrere Alpträume modifiziert werden, zwei davon im Rahmen der Alptraumtherapie, weitere ggf. eigenständig durch den Patienten, allerdings können die Alpträume auch thematisch geordnet werden. Bei ähnlichen Alpträumen kann man davon ausgehen, dass der gewünschte Effekt generalisiert und jeweils nur eine Lösung erarbeitet werden muss. Hat ein Patient viel verschiedene Alpträume, sollten diese zunächst thematisch geordnet werden und anschließend das Alptraummotiv, mit dem er sich als erstes beschäftigen will, ausgewählt werden (siehe folgendes Fallbeispiel). Innerhalb dieses Motivs sollte dann ein konkreter Traum exemplarisch modifiziert werden. Besonderheiten bei Traumapatienten werden am Ende des Kapitels behandelt.

Fallbeispiel

Frau N., eine 30-jährige Patientin, kommt in die Therapie und schildert, dass sie jede Nacht die unterschiedlichsten Alpträume habe. Mal sei sie selbst bedroht und müsse um ihr Leben kämpfen, mal ginge es um ihre Tiere oder Menschen, die ihr am Herzen liegen. Manchmal wisse sie gar nicht, wovor sie Angst habe, wisse aber, dass sie zu einem bestimmten Ort nicht hinwolle oder sie falle einfach ins Bodenlose. Sie sei sehr verunsichert, ob die Traumtherapie ihr helfen könne, weil die meisten Träume nur einmal auftauchen würden, und dafür immer wieder neue. Beim genaueren Hinschauen stellte sie fest, dass sie ihre Träume in vier Gruppen einteilen könnte:

1. Träume mit dem Versuch wegzulaufen: Dazu gehören Träume, in denen irgendjemand hinter ihr her rennt, etwa ein Mann oder ein „dunkles Wesen" oder es bleibt unklar wer sie verfolgt; mal spielt diese Situation im Wald, mal in der Stadt oder an einem unklaren Ort. Das Weglaufen gelingt nicht, weil sie sich nicht bewegen kann, weil ihre Bewegungen zäh wie Kaugummi sind, weil ihr etwas den Weg versperrt oder sie von etwas festgehalten wird.

2. Träume mit dem Versuch zu helfen: Dazu gehören Träume wie der Tod eines Haustiers, den man hilflos mit ansehen muss, weil alle Hilfemaßnahmen versagen, ebenso wie Angehörige, die vor den eigenen Augen verunglücken, mal die Mutter, mal die Geschwister, usw.

3. Träume mit einer Fahrt zu einem unheimlichen Ort: Bei diesen Träumen ist die Patientin mit verschiedenen Hilfsmitteln, z. B. dem Fahrrad, in einem Wald unterwegs zu einem Haus, von dem eine Bedrohung ausgeht; sie weiß, dass sie dort nicht hin will, kann aber auch nicht anhalten oder umdrehen.

4. Träume vom Fallen: Diese Träume haben oft keine wirkliche Handlung, sondern bestehen nur aus einem Fall ins Bodenlose, in seltenen Fällen auch von einer Klippe, etc.

4.6.1 Erster Schritt: Entscheidung darüber, welche Elemente aus dem Alptraum entfernt werden müssen und welche bleiben sollen

Nachdem der Patient sich für einen Alptraum entschieden hat, den er bearbeiten möchte, wird dieser Alptraum zunächst besprochen. Der Patient berichtet den Alptraum und der Therapeut fasst das Erzählte immer wieder zusammen und fragt nach, so dass ein möglichst vollständiges Bild des Alptraums entsteht. Dabei kann auch auf die angefertigten Alptraumaufzeichnungen zurückgegriffen werden. Das erneute Durchleben der Alpträume kann den Patienten emotional sehr belasten. Es ist nicht zwingend notwendig, Szenen, die ohnehin grundlegend verändert werden müssen, bis ins kleinste Detail berichten zu lassen; das gilt insbesondere bei traumatisierten Patienten.

Konkrete Punkte, auf die zu achten ist:
- Schilderung des Traums durch den Patienten in der ersten Person und im Präsens → erleichtert, sich an Details und mit dem Traum verknüpfte Emotionen zu erinnern.
- Der Patient soll herausfinden, welche Teile des Traums bei ihm negative Gefühle erzeugen. Diese werden nach Möglichkeit schriftlich festgehalten (z. B. Flip-Chart oder Arbeitsblatt „Veränderung meines Alptraums", vgl. Anhang S. 85 und Abb. 5).
- Bei Träumen mit wenig Handlung können dies auch negative Emotionen oder Gedanken sein.
- Es ist nicht wichtig, dass viele Elemente aufgeschrieben werden, die entfernt werden sollen, sondern die Schlüsselszenen des Traums, die Wendepunkte ins Negative.

Die modifizierte Traumfassung sollte bei dem Patienten keine starken negativen Emotionen mehr hervorrufen oder gar zu einer so starken emotionalen Erregung führen, dass er erwacht. Trotzdem kann der Alptraum nicht einfach durch einen völlig anderen Traum ersetzt werden, um eine kognitive Verknüpfung zwischen beiden Traumversionen zu ermöglichen. Häufig ist es eine Gratwanderung zwischen zuviel Veränderung (Zusammenhang zum ursprünglichen Alptraum fehlt) und zuwenig Veränderung (bei der neuen Traumversion handelt es sich nach wie vor um einen Alptraum). Um diesem Problem entgegenzuwirken, werden vor der eigentlichen Modifikation solche Elemente erarbeitet, bzw. herausgearbeitet, die eine Verknüpfung beider Träume ermöglichen, das heißt charakteristisch für den Alptraum sind, ohne starke negative Gefühle hervorzurufen. Es handelt sich dabei häufig z. B. um die Umgebung im Traum, das Setting des Traumanfangs, oder einzelne Gegenstände oder Personen. Gelegentlich gibt es sogar einzelne Details, die als positiv empfunden wurden, auch diese Elemente dürfen und sollen selbstverständlich in der neuen Traumgeschichte wieder

So viel Modifikation wie nötig, so wenig wie möglich

auftauchen. Die Auswahl der Elemente ist immer subjektiv, nur der Patient kann wissen, welche Bestandteile seines Traumes für ihn so elementar sind, dass sie in der modifizierten Traumfassung wieder vorkommen müssen und auch nur der Patient kann entscheiden, ob die Elemente so wenig negativ besetzt sind, dass sie in der modifizierten Traumfassung verbleiben dürfen. Diese Bestandteile des Traums können in der mittleren Spalte des Arbeitsblattes „Veränderung meines Alptraums" (vgl. Abb. 5 und Anhang, S. 85) notiert werden. Falls es schwierig ist, überhaupt Elemente zu finden, die im Traum enthalten bleiben sollen, kann überlegt werden, welche Elemente, die eigentlich Angst machen, in abgeschwächter Form fortbestehen können.

Arbeitsblatt: Veränderung meines Alptraums		
Welche Elemente müssen raus?	Welche Elemente müssen bleiben?	Alternativen zum ursprünglichen Traum
– zunehmende Bedrohlichkeit der Umgebung	– Waldweg	
	– Fahrrad	
– Haus bzw. Bedrohung, die davon ausgeht		
– aufsteigende Panik		

Abbildung 5: Arbeitsblatt „Veränderung meines Alptraums", am Beispiel von Patientin Frau N.

4.6.2 Zweiter Schritt: Finden von Alternativen zu den zu entfernenden Elementen

Traumalternativen finden ist anfangs oft schwer

In der Regel fällt es Patienten zunächst schwer, Alternativen zu ihrem Alptraum zu finden. Darum hat sich ein Vorgehen in Einzelschritten bewährt, das nachfolgend genauer beschrieben wird. Außerdem kann es den Patienten entlasten, wenn der Therapeut ihm mitteilt, dass diese anfängliche „Blockade" auch durchaus völlig normal ist.

Grundsätzlich gilt immer, dass der Patient möglichst eigenständige Veränderungsversuche machen soll. Gelingt es ihm nicht, eigenständige Ideen zu generieren, kann der Therapeut unterstützen und auch Vorschläge machen. Dabei sollte allerdings stets darauf hingewiesen werden, dass es individuell unterschiedlich ist, welche Traumelemente sich eignen, und der Patient letztlich selbst entscheiden muss, welche Elemente er sich vorstellen kann und wie sein neuer Traum für ihn schlüssig wird. Die Nennung von nur einem Vorschlag durch den Therapeuten ist demzufolge ungünstig, es sollten dann immer mehrere Beispiele genannt werden.

> **Merke:**
>
> Das Finden von Alternativen zu den ängstigenden und zu entfernenden Trauminhalten sollte vom Patienten erfolgen. Wenn der Patient hierbei Schwierigkeiten hat, kann ihn der Therapeut durch Anregungen oder Vorschläge unterstützen.

Wenn der Patient spontan keine Ideen hat, wie er die Traumgeschichte modifizieren kann, was speziell bei komplexeren Träumen in der Regel der Fall ist, werden zunächst für die einzelnen negativen Traumelemente Alternativen gesucht. Um dem Patienten die Generierung von möglichen Alternativen weiter zu erleichtern bzw. zu ermöglichen, kann der Therapeut ihn ermuntern, zunächst einmal einen Schritt weg vom persönlichen Traum zu machen und zu überlegen, was man in der jeweiligen Situation im Allgemeinen ändern könnte. Eine mögliche Frage könnte sein, was man einer anderen Person empfehlen würde, was sie in der Situation tun könnte oder was grundsätzlich anders sein müsste, um den negativen Affekt abzumildern. Wenn man sich im Traum hilflos fühlt, könnte man beispielsweise Hilfe einer eigentlich unbeteiligten, fremden Person bekommen, die zufällig vorbei kommt, man könnte um Hilfe rufen und gehört werden, es könnte jemand von sich aus unterwegs sein, der einem hilft, man könnte selbst eine Möglichkeit entwickeln, sich aus der prekären Lage zu retten, die Situation könnte sich als ein Missverständnis herausstellen, etc. Eine solche Liste kann für jedes negative Element des Traums erstellt werden und kann auf dem Arbeitsblatt „Veränderung meines Alptraums" (vgl. Abb. 5) notiert werden.

Im Anschluss wird die jeweilige Liste an Alternativen dahingehend geprüft, ob der Patient grundsätzlich in der Lage ist, sie sich vorzustellen. Neben einer subjektiven Einschätzung des Patienten können hierbei kurze Imaginationsübungen eingesetzt werden. Alle Ideen, die der Patient sich nicht vorstellen kann, werden wieder von der Liste gestrichen (vgl. Abb. 6). Im nächsten Schritt werden die noch verbleibenden Ideen zur Modifikation dahingehend überprüft, ob sie grundsätzlich in die Traumgeschichte passen könnten. Befindet man sich beispielsweise in einer dunklen Höhle und das negative Element ist die Dunkelheit, ist es wenig passend, einfach einen Lichtschalter zu betätigen oder die Vorhänge aufzuziehen. Eine Grubenlampe zu besitzen oder einen Ausgang oder ein Loch zu finden, durch den Licht in die Höhle fällt, wären hingegen mit dem Ort des Traumgeschehens gut zu vereinbaren.

Tipps für das Finden von Traumalternativen

Arbeitsblatt: Veränderung meines Alptraums		
Welche Elemente müssen raus?	**Welche Elemente müssen bleiben?**	**Alternativen zum ursprünglichen Traum**
– zunehmende Bedrohlichkeit der Umgebung	– Waldweg	– Der Wald bleibt hell und freundlich, Vögel zwitschern
– Haus bzw. Bedrohung, die davon ausgeht	– Fahrrad	– Ich brauche nicht beim Haus ankommen
– aufsteigende Panik		– Ich lasse mich von jemandem wegrufen (z. B. per Telefon)
		– Ich kann das Fahrrad anhalten
		– Ich werde durch einen Sturz etc. zum Anhalten gezwungen
		– Ich erreiche das Haus und gehe hinein
		– Ich nehme jemanden mit

Abbildung 6: Arbeitsblatt „Veränderung meines Alptraums" am Beispiel von Frau N. (nach weiterer Bearbeitung als in Abbildung 5)

4.6.3 Dritter Schritt: Einfügen dieser Alternativen in den ursprünglichen Alptraum und Erstellung des neuen Traumskriptes

Bei der Entwicklung einer vollständigen, alternativen Traumgeschichte geht es primär darum, aus der Liste an möglichen Alternativen diejenigen auszuwählen, die am besten zusammen passen und daraus eine zusammenhängende, in sich schlüssige Geschichte (das neue Traumskript) zu erstellen. Eine wichtige Frage ist dabei immer, wie viel negativer Affekt (a) sein muss, um die neue Traumgeschichte mit dem ursprünglichen Alptraum in Verbindung zu bringen und (b) sein darf, damit die neue Traumgeschichte ohne stärkere negative Affekte vorstellbar ist. Manchmal muss der Therapeut den Patienten darauf hinweisen, dass es reicht, eine neutrale Geschichte zu entwickeln und leichte negative Gefühle sowie eine zeitweise leichte Anspannung durchaus auftreten dürfen. Wie viel davon gut zu ertragen ist, liegt wieder im Ermessen des Patienten.

Gute Vorstellbarkeit der neuen Traumgeschichte Das neue Traumskript kann ähnlich lang sein wie der ursprüngliche Alptraum, es kann aber auch sehr viel kürzer oder sehr viel länger werden. Ein kürzerer Traum entsteht in der Regel dann, wenn eine lange bedrohliche Episode zu einem frühen Zeitpunkt aufgelöst oder verhindert werden kann. Eine längere Traumversion kann beispielsweise dann entstehen, wenn der ursprüngliche Traum sehr wenig Handlung hatte, und für den neuen Traum praktisch eine neue Rahmenhandlung entwickelt werden musste. Die Länge

58

der neuen Traumgeschichte ist nicht von Bedeutung. Wichtig ist, dass der Patient in der Lage ist, sie sich gut vorzustellen. Dies wird dadurch erleichtert, dass das neue Traumskript sehr detailliert beschrieben wird. Schreibt der Patient die Geschichte auf, sollte er immer die erste Person Präsens verwenden, um eine möglichst lebhafte Geschichte zu gestalten. Die Verwendung von wörtlicher Rede und auch der wörtlichen Wiedergabe von Gedanken ist ebenfalls hilfreich.

Fallbeispiel

Frau N. bearbeitet den Traum, dass sie mit dem Fahrrad allein im Wald unterwegs ist und auf ein Haus zufährt, von dem sie eine Bedrohung spürt.

In ihrer Modifikation dieses Traums entschied sie sich, dass sie weiterhin durch den Wald fährt, dieser aber hell und freundlich sein müsse. Die Idee, im Haus anzukommen und hineinzugehen, schien ihr zunächst im Sinne einer „Bewältigung" des Traumes am sinnvollsten. Eine erste kurze Imaginationsübung rief jedoch soviel Angst hervor, dass diese Idee verworfen werden musste. Der Gedanke, dass sie jemand anrufen und sie deshalb umkehren könnte, erschien ihr ebenso unwahrscheinlich, wie dass sie das Fahrrad ohne äußeren Anlass anhalten könnte. Sie entschied sich letztlich dafür, dass ihr – während sie im Wald fährt – in den Sinn kommt, dass sie eigentlich gar nicht zu dem Ort möchte, zu dem sie fährt. Dann stürzt sie und sie merkt, wie ihr Knöchel schmerzt. Zugleich ist sie aber auch erleichtert, dass sie aufgehalten wurde. Ein Ast hat sich in den Speichen verfangen und die Kette ist abgesprungen. Da sie so nicht weiterfahren kann, beschließt sie, umzudrehen und nach Hause zu gehen, um das Fahrrad zu reparieren. Dann schiebt sie das Fahrrad in Richtung Waldrand. Je näher sie dem Rand des Waldes kommt, desto heller und freundlicher wird es, sie kann die Vögel hören und empfindet ein gelöstes Gefühl dabei.

4.6.4 Vierter Schritt: Imagination dieses neuen Traumskriptes

Mit der Modifikation ist der wichtigste Schritt im Rahmen des Therapieprogramms gemacht. Der Traum in seiner neuen Fassung muss nun im Rahmen von Imaginationsübungen regelmäßig geübt werden. Das geschieht zum einen in der therapeutischen Sitzung unter der Anleitung des Therapeuten, genauso wie zuvor die Imaginationsübung. Deshalb ist es wichtig, dass sich der Therapeut genaue Notizen über das neue Traumskript macht und sich diese Traumgeschichte gut vorstellen kann, um sie möglichst richtig und detailreich vorzugeben. Zum anderen soll sich der Patient seinen

Regelmäßiges Üben des neuen Traumskriptes unter Imagination

neuen Traum in den nächsten Wochen nach Möglichkeit täglich vorstellen. Besonders günstig wären diese Vorstellungsübungen vor dem zu Bett gehen. Treten bei der Imagination Probleme auf, können diese in der nächsten Therapiesitzung (spätestens in der Abschlusssitzung) besprochen werden. Sind Änderungen an der Traumgeschichte nötig, die der Patient eigenständig durchführen kann, sollte er dies auf jeden Fall tun.

Es gibt verschiedene Möglichkeiten, diese Imaginationsübung durchzuführen. Speziell bei kurzen Traumgeschichten können sich die Patienten den Inhalt oft nach kurzer Zeit merken und gehen die Geschichte praktisch im Kopf durch. Gelingt dies nicht oder ist die Geschichte länger, ist es möglich, eine Audioaufnahme zu erstellen oder sich die Geschichte von einem Angehörigen vorlesen zu lassen. Wenn dies alles nicht möglich ist, kann der Text abschnittsweise gelesen und die jeweilige Textstelle anschließend imaginiert werden.

4.6.5 Fünfter Schritt: Entscheidung darüber, ob das neue Traumskript angemessen ist

Weitere Änderungen des Traumskripts

Bereits bei der ersten Imagination eines neuen Traumskriptes in der Therapiesitzung sollte dieses daraufhin überprüft werden, ob der Patient es sich gut vorstellen kann und ob negative Gefühle auftreten. Fällt es dem Patienten schwer, sich die Szenen des neuen Traumes vorzustellen, wird zunächst überprüft, ob eine detailliertere Schilderung Abhilfe schaffen kann. Auch ist es bei Patienten mit weniger stark ausgeprägter Vorstellungskraft möglich, dass die Imagination erst beim zweiten oder dritten Versuch gelingt. Falls dies nicht zum gewünschten Erfolg führt, sollte die Traumgeschichte selbst noch einmal verändert werden. Dazu wird nach anderen, besser passenden alternativen Traumhandlungen gesucht. Das gleiche gilt, wenn die Szene nach wie vor einen starken negativen Affekt hervorruft. Da es eher die Regel als die Ausnahme ist, dass eine Geschichte nach der ersten Erprobung noch weiter verändert oder gar in ihrer ersten Fassung vollständig verworfen wird, sollte dies dem Patienten frühzeitig mitgeteilt werden, so dass keine unnötige Frustration entsteht.

Merke:

Die Erstellung und Imagination des neuen Traumskriptes ist in der Regel ein Prozess, der in mehreren Wiederholungsschleifen immer wieder durchlaufen und dadurch von Mal zu Mal mehr dem gewünschten Ziel angepasst wird. Dies sollte auch so dem Patienten vermittelt werden.

Schwierigkeiten bei der Imagination des neuen Traumskripts

Häufig ist es der Fall, dass die Imagination des Traumes in der Therapiestunde erfolgreich gelingt, die Patienten aber erst bei der Imagination zuhause Unstimmigkeiten, schlechte Vorstellbarkeit oder negative Gefühle beobachten. Daher sollte in den folgenden Therapiestunden nach solchen

Unstimmigkeiten in der Imagination des neuen Traumskriptes gefragt werden, falls die Patienten nicht von sich aus darüber berichten. Auch in diesen Fällen gilt natürlich, dass neue alternative Traumsequenzen, wie oben beschrieben, gefunden werden müssen um entweder die bisherigen alternativen Traumelemente zu ersetzen oder gegen noch weitere Alptrauminhalte, die bislang nicht ersetzt werden sollten, zu ersetzen.

Ein Problem, das sich häufig nach einer ersten Erprobung ergibt, ist, dass die neue Traumgeschichte kein eigentliches Ende hat, so dass u. a. die Sorge auftreten könnte, dass die Stimmung im Traum nachträglich kippt. Um hier Sicherheit zu schaffen, ist es in der Regel sinnvoll, den Patienten aufzufordern, sich zu überlegen, wie der jeweilige Traum enden könnte. Während es dem einen Patienten reicht, im letzten Satz zu formulieren, dass er am Ende wieder nach Hause geht, brauchen andere Patienten eine Fortsetzung der Handlung, die sich über mehrere Szenen erstreckt.

Die Modifikation eines Alptraumes ist in der Regel ein iterativer Prozess, so dass die Schritte von der Identifikation der zu ersetzenden Elemente des Alptraums bis hin zu einer passenden und angstfreien Imagination eines neuen Traumskriptes mitunter mehrfach wiederholt werden müssen. Das sollte dem Patienten auch so vermittelt werden.

Am Ende der Alptraummodifikation sollten folgende Kriterien erfüllt sein:
• Der Patient kann sich die neue Traumgeschichte vollständig vorstellen.
• Die neue Traumgeschichte ist in sich schlüssig und hat in der Regel kein offenes Ende.
• Sie erzeugt keine starken negativen Affekte (leichte negative Affekte oder Anspannung sind möglich).
• Es besteht ein Zusammenhang zum ursprünglichen Alptraum, dieser ist aber nicht zu groß.

4.6.6   Transfer der Alptraummodifikation

Nachdem der erste Alptraum erfolgreich modifiziert wurde, soll der Patient das Prinzip dieses Verfahren verstehen und die einzelnen Schritte die dafür nötig sind, kennen und beherrschen, um es auf andere Alpträume anwenden zu können. Dies geschieht am besten noch mit einem zweiten oder gar dritten Alptraum innerhalb der vier Therapiestunden, die für die Alptraummodifikation vorgesehen sind. Auf jeden Fall ist es wichtig, dass der Patient am Ende der Therapie das Prinzip der Alptraummodifikation verstanden hat und es eigenständig und kompetent anwenden kann, um es auch zukünftig auf eventuell neu auftretende Alpträume anwenden zu können.

Für die Vermittlung dieser Kompetenz und des sich daraus ergebenden Therapietransfers sollte rückblickend auf den modifizierten Traum reflektiert werden. Auch wenn der Patient schon zu Beginn der Alptraummodifikation

Weitere Alpträume modifizieren

spontan eine neue Traumfassung generieren konnte, sollte ihm an dieser Stelle erläutert werden, wie er vorgehen könnte, wenn ihm dies einmal nicht ohne weiteres gelänge. Dazu kann dem Patienten auch der „Leitfaden Alptraumveränderung" (vgl. Abb. 7) kopiert werden, auf dem ein entsprechen-

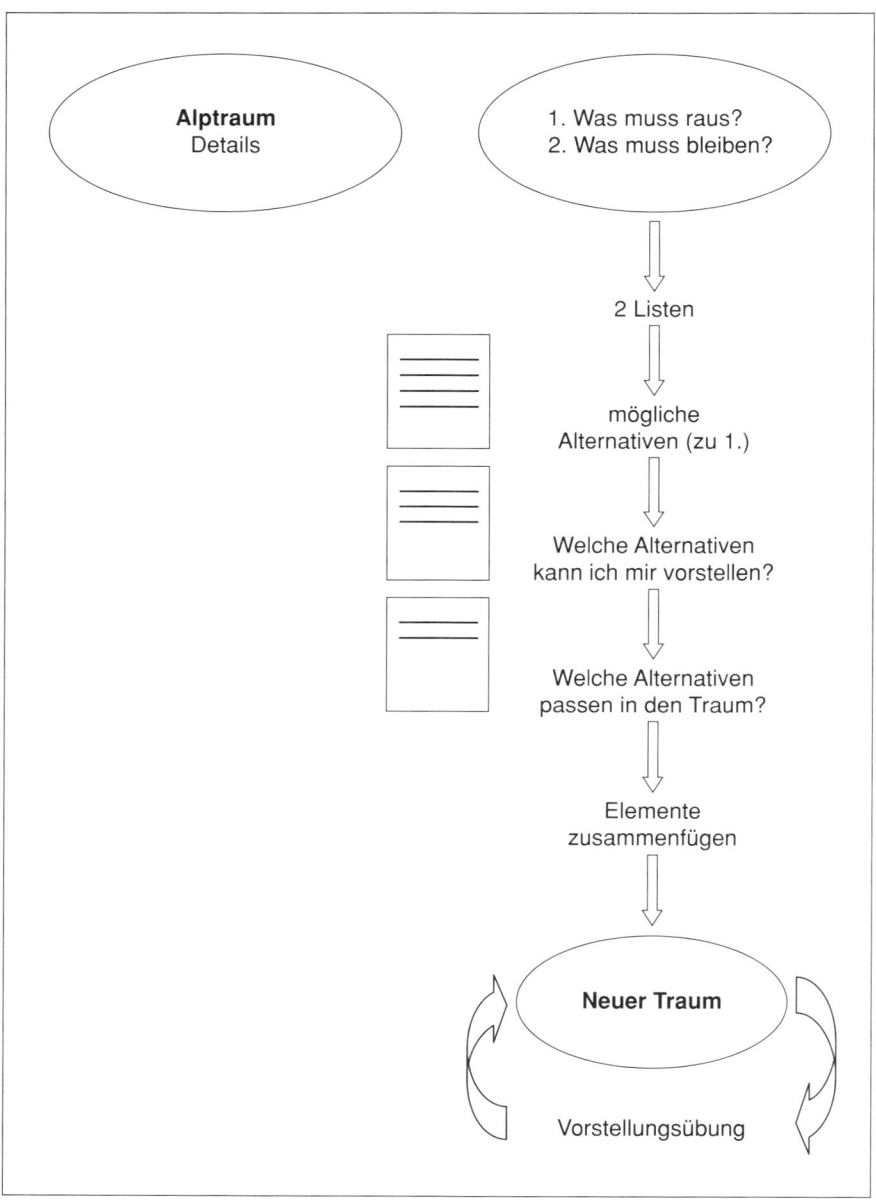

Abbildung 7: Leitfaden Alptraumveränderung

des Flussdiagramm zu sehen ist. Der Therapeut sollte das Verfahren unter Bezugnahme auf die bisherigen Erfahrungen des Patienten im Rahmen der Alptraumtherapie erläutern und ggf. weitere Beispiele nennen. An dieser Stelle sollte auch Raum sein für die Frage, welche Schritte dem Patienten potenziell leicht fallen würden und wo es am ehesten Schwierigkeiten geben könnte. Diese Schritte werden dann besonders ausführlich besprochen.

4.6.7 Hausaufgaben

Die Alptraummodifikation erstreckt sich in der Regel über insgesamt vier Therapiesitzungen. Zu Beginn, also während der Modifikation des ersten Traumes, sollen höchstens kleine Arbeitsschritte selbstständig im Rahmen von Hausaufgaben erfolgen. Das kann zum Beispiel bedeuten, dass eine neue Traumgeschichte, die in der Therapiesitzung vollständig besprochen wurde, schriftlich abgefasst wird, oder dass Möglichkeiten für ein Traumende erwogen werden sollen. Nach Abschluss der ersten und nach jeder weiteren Modifikation soll der neue Traum regelmäßig, nach Möglichkeit täglich, für einen Zeitraum von mindestens vier Wochen imaginiert werden.

Wird ein zweiter Traum während der Therapie modifiziert, sollen größere Anteile selbstständig erfolgen. Das heißt, der Therapeut und der Patient können in der Therapiesitzung gemeinsam einen Alptraum besprechen und negative sowie charakteristische Elemente sammeln. Der Patient erarbeitet dann zu Hause mögliche Alternativen. Bei vielen verschiedenen Alpträumen kann zusätzlich eine komplette Modifikation zwischen der vorletzten und letzten Sitzung durchgeführt werden, um zu überprüfen, ob die Technik wirklich vollständig erlernt wurde und angewandt werden kann. Das Gleiche gilt auch, wenn nach der vorletzten Therapiesitzung ein neuer Alptraum aufgetreten ist.

Patient übernimmt immer mehr Anteile der Modifikation

Wenn es in bestimmten Bereichen besondere Schwierigkeiten gibt, beispielsweise die Modifikation schwerfällt, weil dem Patienten keine möglichen Alternativen einfallen, das weitere Vorgehen nach diesem Schritt jedoch leicht fällt, können auch einzelne Arbeitsschritte isoliert geübt werden. In jedem Fall sollte jede Hausaufgabe in der nachfolgenden Sitzung nachbesprochen und mögliche Schwierigkeiten, die während der Hausaufgaben aufgetreten sind, thematisiert werden.

4.6.8 Besonderheiten bei der Behandlung von Traumapatienten

Wie schon bei der Imagination gibt es auch bei der Alptraummodifikation bestimmte Aspekte, die bei traumatisierten Patienten beachtet werden sollten. Das beginnt bereits mit der Auswahl des Traumes. Die Belastung durch posttraumatische Alpträume ist meist höher, als diejenige durch andere

Nicht mit dem schlimmsten Traum beginnen

63

Alpträume. Darum ist es ratsam, dass Traumapatienten für die erste Modifikation nicht den Traum aussuchen, den sie als den bedeutendsten oder schlimmsten erleben, sondern denjenigen, dessen Vorstellung am besten auszuhalten ist und bei dem sie sich zutrauen, darüber in der Therapie zu sprechen.

Die Belastung, die durch die Rekonstruktion der Alpträume entsteht, ist bei Träumen mit traumatischem Inhalt ungleich höher als bei anderen Alpträumen. Eine vollständige Alptraumrekonstruktion entspräche in diesem Fall einer Traumaexposition, die in acht Sitzungen nicht zu leisten ist und auch nicht unmittelbares Ziel der Alptraumbehandlung ist. Darum ist es ausreichend, wenn der Patient den Alptraum lediglich skizziert und besonders belastende Details ausspart. Da diese Träume ohnehin in der Regel sehr präsent sind, würde eine vollständige Rekonstruktion keinen entscheidenden Beitrag dazu leisten, dass der Patient sich den Alptraum besser vorstellen kann und somit eine breitere Basis für die Modifikation hat. Lediglich dem Therapeuten können möglicherweise Detailinformationen fehlen.

Für die Imagination der neuen Traumfassung gilt ähnliches wie für die Imagination der Fantasiereisen. Die Wahrscheinlichkeit, dass traumatische Bilder auftauchen, die zum Beispiel durch den Traumanfang getriggert werden, ist relativ hoch. Wird die Belastung für den Patienten zu hoch, kann Bezug genommen werden auf den „sicheren Ort", der im Rahmen der dritten Therapiesitzung entwickelt wurde oder auch eine Entspannungsübung durchgeführt werden. Ist eine Imagination von Trauminhalten nur schwer möglich, kann der Patient auch zunächst versuchen, die Inhalte seines neuen Traums zu verbalisieren, bis er ihn in allen Details verinnerlicht hat. Details sind bei der neuen Traumfassung im Gegensatz zur Rekonstruktion des ursprünglichen Alptraums von großer Bedeutung, da sie es ermöglichen, sich die Szene besser vorstellen zu können und „Lücken" in der Traumgeschichte nicht so einfach mit Inhalten aus dem ursprünglichen Traum gefüllt werden können.

Merke:

Die Alptraummodifikation bei Patienten mit traumatischen Erfahrungen erfordert eine besondere Vorsicht und gegebenenfalls Erfahrung im Umgang mit dissoziierenden Patienten, da die Alptraummodifikation einer Traumaexposition entsprechen kann.

4.7 Beispiele für modifizierte Träume

Beispielmodifikation zur Illustration

Um einen Eindruck davon zu bekommen, wie mögliche Traumalternativen aussehen könnten, finden sich nachfolgend zwei Beispiele für Traummodifikationen. Die Beispiele können auch dafür genutzt werden, den Patienten Anregungen und Möglichkeiten der Alptraumveränderung zu illustrieren.

Der Verfolgungstraum

Frau M. litt unter einem klassischen Alptraum, die Rahmenhandlung war immer etwas unterschiedlich, jedoch ging es jedes Mal um Verfolgung durch einen unbekannten Mann. Folgende Version des Traums war ihr am besten im Gedächtnis geblieben:

Verfolgungs-
traum als
häufiges
Alptraumthema

Beispiel

„Ich war einkaufen im großen Einkaufszentrum. Mein Wagen steht im Parkhaus. Als ich das Parkhaus betrete, ist es düster, draußen ist bereits die Dämmerung angebrochen. Ich beeile mich, schnell zu meinem Auto zu kommen. Im Treppenhaus des Parkhauses höre ich Schritte hinter mir. Zunächst denke ich mir nichts dabei, aber als ich auf das Parkdeck trete und die Schritte immer noch hinter mir höre, werde ich etwas schneller. Die Schritte hinter mir beschleunigen sich ebenfalls. Mir wird mulmig. So schnell ich kann, gehe ich zu meinem Auto, ich habe das Gefühl, er ist mir dicht auf den Fersen. Ich bekomme Angst und beginne zu rennen. Voller Panik versuche ich mein Auto zu erreichen. Mein Herz schlägt mir bis zum Hals. Schweißgebadet wache ich auf."

Nachdem Frau M. erklärt wurde, worum es bei der Alptraummodifikation geht, entwickelte sie spontan folgenden alternativen Traumhergang:

Beispiel

„Ich war einkaufen im großen Einkaufszentrum. Mein Wagen steht im Parkhaus. Es wird schon dunkel draußen, und ich beeile mich, zum Auto zu kommen. Ich denke darüber nach, dass ich mich heute Abend mit meinen Freundinnen treffen möchte, um ihnen meine neuen Klamotten zu präsentieren, das wird bestimmt viel Spaß machen. Jetzt aber erstmal ab zum Auto. Im Treppenhaus höre ich jemanden hinter mir. Auch als ich auf das Parkdeck trete, sind die Schritte noch da. „Was der wohl von mir will", denke ich bei mir, „man hört ja so vieles". Ich gehe etwas schneller, die Schritte beschleunigen sich ebenfalls. Noch haben wir ein gutes Stück Abstand. Ich drehe mich um, und will sehen, wer mich da verfolgt. Da sehe ich aus dem Augenwinkel, wie eine große Limousine ausparkt, irgendeine asiatische Marke, die Farbe kann ich nicht genau erkennen, aber sie ist dunkel. Die Limousine erfasst meinen Verfolger an der Hüfte. Ich gehe noch einige Schritte weiter. Dann bleibe ich stehen und drehe mich um. Ich sehe meinen Verfolger auf dem Boden liegen, er liegt auf der Seite, ein Bein ist angewinkelt, so ähnlich, als wäre er in der stabilen Seitenlage gelandet. Mir kann nun nichts mehr passieren."

Zunächst war sich Frau M. sicher, dass sie mit diesem neuen Traum die „Lösung" gefunden habe. Als sie den Traum jedoch in der Imagination erprobte, stellte sie fest, dass sie sich das Traumgeschehen zwar sehr plastisch vorstellen könne, sie trotzdem noch große Anspannung und Angst empfunden habe. Diese Angst habe sich auch dann nicht gelegt, als der Angreifer ihr nicht mehr folgen konnte. Sie meinte, er könne ja wieder aufstehen. Da sie sich nicht vorstellen konnte, den Traum entsprechend zu „entschärfen", wurde dieser alternative Traumhergang komplett verworfen.

Verwerfen und Neugenerieren von Traumalternativen

Da sich herausstellte, dass die Verfolgung selbst als angstauslösendes Moment aus dem Traum gestrichen oder zumindest entschärft werden müsste, die Umgebung und auch die andere Person jedoch erhalten bleiben sollten, wurden neue Ideen gesammelt. Dabei wurden folgende Alternativen in Betracht gezogen:

- Sie betritt das Parkhaus nicht alleine, sondern mit einem Freund, der ihr Sicherheit gibt und im Zweifel helfen kann.
- Eine fremde Person kommt ihr zur Hilfe.
- Der vermeintliche Verfolger entpuppt sich als harmlose Person, vielleicht ein alter Bekannter oder jemand, der ihr etwas hinterher bringen will, das sie liegen gelassen hat.
- Der Verfolger wird von jemandem aufgehalten.
- Sie kann sich gegen die Person zur Wehr setzen und so dafür sorgen, dass er sie in Ruhe lässt.
- Außerdem könnte es im Parkhaus deutlich heller und übersichtlicher sein, um die bedrohliche Stimmung im Traum abzuschwächen.

Frau M. fiel es schwer, sich vorzustellen, dass ihr unmittelbar jemand helfe. Auch einen offenen Konflikt, z. B. indem sie den Verfolger ansprechen oder anschreien würde, konnte sie sich nicht vorstellen. Sie entschied sich letztendlich dafür, dass der Verfolger aufgehalten werden würde. Letztendlich sah die fertige Traumgeschichte folgendermaßen aus:

Beispiel

„[…] Der Mann beginnt ebenfalls seine Schritte zu verlängern und als ich mich umdrehe, weiß ich, dass er mich verfolgt. Ich habe Angst. Da öffnet sich die Tür des Parkhaustreppenhauses und ein zweiter Mann betritt das Parkdeck. Er ist legér gekleidet, trägt Jeans, eine Lederjacke und einen Schal. Er ruft meinem Verfolger hinterher: „Hey! Wart mal! Wir haben uns ja lange nicht mehr gesehen. Was treibst du hier?" Der Verfolger bleibt stehen und dreht sich zu dem Mann um. Er wird sofort mit einem Handschlag begrüßt und kann sich aus der Unterhaltung nicht losreißen. So habe ich Zeit, schnell zu meinem Auto zu gehen und das Parkhaus zu verlassen. Draußen ist es hell und geschäftig, es sind viele Autos und Menschen unterwegs. Ich fühle mich nicht mehr beängstigt."

Der posttraumatische Traum

Frau U. träumte wiederholt vom sexuellen Missbrauch als Schülerin durch ihren damaligen Lehrer. Eine vollständige Rekonstruktion des Alptraumhergangs war aufgrund der hohen Belastung, die dadurch für die Patientin entstanden wäre, nicht möglich. Frau U. identifizierte zunächst jene Elemente, die im Traum nicht mehr vorkommen sollten:

• Der Lehrer.
• Das Klassenzimmer, in dem sich das Ganze ereignet hatte, insbesondere die Vorhänge, die dafür sorgten, dass niemand sie sehen und helfen konnte.

Bei Aspekten, die bleiben könnten, tat sich die Patientin zunächst sehr schwer. Sie kam dann jedoch zu dem Entschluss, dass grundsätzlich eine Schulsituation erhalten bleiben sollte, nur eben nicht in diesem Klassenzimmer. Auf Nachfrage konnte sie benennen, dass sie später auf einer Berufsschule war, dort habe sie sich wohl gefühlt und das Klassenzimmer dort könne sie sich gut vorstellen.

Da die Patientin immer wieder unter Flashbacks des ursprünglichen Hergangs und damit auch des Alptrauminhaltes litt, wurden nach relativ kurzer Zeit mögliche Alternativen gesucht, wobei sie viel Unterstützung benötigte. Da sowohl der Täter als auch der Übergriff nicht mehr im neuen Traum auftauchen sollten, aber dennoch ein Zusammenhang bestehen bleiben musste, gestaltete sich dies zunächst als schwierig. Als alternative Handlung erarbeitete die Patientin mit Unterstützung der Therapeutin dann folgende Handlung:

Besonderheiten bei posttraumatischen Träumen

Beispiel
„In meinem Traum befinde ich mich im Klassenraum der Berufsschule. Der Raum ist groß und die Stühle und Tische stehen in U-Form. Die Sonne scheint und ich bin mit meiner Klassenlehrerin allein im Klassenraum. Die Lehrerin ist freundlich, hilfsbereit, nett, verständnisvoll und jung. Die Mathestunde ist gerade zu Ende und die anderen Schüler sind schon raus gegangen. Ich hole mein Pausenbrot und ein Trinkpäckchen aus der Tasche und will rausgehen. Die Lehrerin ruft mich zurück: „Melanie[1], bleibst du bitte nochmal kurz hier!? Ich möchte etwas mit dir besprechen." Ich drehe mich um, ich habe zuerst gar nicht realisiert, wer da gesprochen hat. Erst im Umdrehen sehe ich die Lehrerin. Ich gehe vorsichtig auf sie zu, ich frage mich, was sie von mir will und warte ab. Die Lehrerin sagt: „Ich habe festgestellt, dass du die letzten zwei Arbeiten etwas schlechter geschrieben hast, und du machst immer deine Haus-

---

1 Name geändert

aufgaben. Wenn du mir sagst, wo du Schwierigkeiten hast, kann ich dir helfen." Ich denke nach und überlege mir, dass ich nichts zu verlieren habe und sie eine Frau ist. Dann sage ich: „Ja, ich nehme die Hilfe an." Sie lächelt und sagt: „Dann kannst du erstmal in die Pause gehen. Ich habe heute Aufsicht." Sie geht mit mir aus dem Klassenraum und schließt die Tür ab. Ich gehe raus auf den Pausenhof und bin erstmal froh, dass ich an der frischen Luft bin. Ich freue mich über die Hilfe und bin glücklich.

Am nächsten Tag nach der letzten Stunde treffen wir uns im Klassenraum, um Mathe zu machen. Sie geht zuerst alles noch einmal mit mir durch, damit sie sehen kann, wo ich Schwächen habe. Die Aufgabe, die ich nicht verstanden habe, erklärt sie mir an Beispielaufgaben. Mein Kopf raucht am Ende der Stunde, aber ich bin glücklich, dass ich die Aufgaben verstanden habe. Zuhause gehe ich die Aufgaben noch mal durch. Jetzt habe ich die Aufgaben wirklich verstanden. Wir haben verabredet, dass wir uns erstmal dreimal in der Woche treffen. Drei Wochen später schreiben wir eine Mathearbeit und ich schreibe eine zwei. Ich bin sehr stolz auf mich, bekomme ein besseres Zeugnis und werde in die nächste Klasse versetzt."

Der letzte Teil des Traums ist mehr ein Ausblick, auf das, was kommen könnte bzw. kommen sollte. Der Patientin hat dieses Sicherheit gegeben, nicht wieder in das alte Traumgeschehen zurück zu fallen.

5 Effektivität der Alptraumbehandlungen

5.1 Effektivität des dargestellten Behandlungsansatzes

Evaluation der manualisierten Alptraumtherapie

Die Wirksamkeit des hier vorgestellten Behandlungsansatzes wurde bisher in drei unkontrollierten und einer kontrollierten Therapiestudie überprüft (Thünker & Pietrowsky, 2011). Bei den drei unkontrollierten Therapiestudien handelte es sich um die Erhebung der Effektivität der Alptraumtherapie in einem Vergleich zwischen den Prä-, Post- und Follow-up-Zeitpunkten an (a) einer Stichprobe von Patienten, die primär und ausschließlich unter häufigen Alpträumen litten, (b) an einer Stichprobe von Patienten mit komorbider Depression und (c) an einer Stichprobe von Patienten mit PTBS. In der kontrollierten Studie diente eine Wartelistenkontrollgruppe als Kontrollbedingung.

Bei den Vergleichen des Therapieerfolgs zwischen Prä-, Post- und Follow-up-Zeitpunkten sank die Alptraumhäufigkeit in allen drei Patientengruppen signifikant während des Behandlungszeitraums ab und blieb auch während eines zehnwöchigen Katamnesezeitraums stabil. Dasselbe gilt für die während der Alpträume erlebte Angst. Die *Alptraumfrequenz* ging bei den Personen ohne komorbide psychische Störungen von 7.4 Alpträumen pro Monat vor der Therapie auf 3.7 Alpträume pro Monat am Therapieende und auf 3.2 Alpträume pro Monat zum Katamnesezeitpunkt zurück. Bei den Patienten mit komorbider Depression sank die Alptraumfrequenz von 9.2 Alpträumen pro Monat vor der Therapie auf 4.4 Alpträume pro Monat am Therapieende und auf 4.7 Alpträume pro Monat zum Katamnesezeitpunkt. Bei den Patienten mit PTBS reduzierte sich die Alptraumfrequenz von 16.0 Alpträumen pro Monat vor der Therapie auf 11.0 Alpträume pro Monat zum Therapieende und auf 11.4 Alpträume pro Monat zum Katamnesezeitpunkt.

Die während der Alpträume erlebte *Angst* ging bei den Patienten ohne komorbide psychische Erkrankungen von 5.9 (Einheiten einer 7-stufigen Likert-Skala) auf 4.1 am Therapieende und auf 2.9 zum Katamnesezeitpunkt zurück, bei den Patienten mit komorbider Depression fiel die Angst von 6.1 auf 3.7 zu Therapieende und auf 3.1 zum Katamnesezeitpunkt. Bei den PTBS-Patienten sank die während der alptraumhaften Wiederholungen erlebte Angst von 6.5 auf 5.6 zum Therapieende und blieb auf diesem Wert stabil bis zum Katamnesezeitpunkt.

In der kontrollierten Therapiestudie mit einer randomisierten *Wartelisten-kontrollgruppe* reduzierte sich die Alptraumfrequenz in der Behandlungsgruppe von 12.8 Alpträumen pro Monat auf 8.6 Alpträume pro Monat, während sie in der Kontrollgruppe leicht von 12.4 Alpträumen pro Monat auf 12.8 anstieg. Die erlebte Angst während der Alpträume sank in der Behandlungsgruppe von 6.2 auf 4.3, während die Werte in der Kontrollgruppe zwischen der Prä-Messung mit 5.9 und bei der Post-Messung mit 5.7 nahezu konstant blieben.

Merke:

Der hier vorgestellte Ansatz einer manualisierten Alptraumtherapie hat sich in mehren Evaluationsstudien bei verschiedenen Patientengruppen als höchst wirksam erwiesen.

5.2 Effektivität anderer Therapieansätze auf der Basis der Imagery Rehearsal-Therapie

Der Therapieansatz der *Imagery Rehearsal-Therapie* (IRT) hat sich als erster Therapieansatz explizit mit der Behandlung von Alpträumen befasst. Das Verfahren wurde zuerst als Gruppentherapie entwickelt mit in der Regel einer mehrstündigen Gruppensitzung in Kleingruppen, in denen das Therapierational erklärt wurde und die Patienten in die Technik der Alptraummodifikation unter Imaginationsbedingungen eingeführt wurden. Die eigentliche Therapie war eine Selbsttherapie, die die Patienten zu Hause, meist unterstützt durch ein Informationsheft, selbst durchführten (Krakow & Zadra, 2006).

IRT als effektives Verfahren Die Evaluation dieses Therapieansatzes zeigte eine Überlegenheit der IRT im Gegensatz zur Systematischen Desensibilisierung hinsichtlich der Alptraumfrequenz bei idiopathischen Alpträumen, die auch zu einem Katamnesezeitpunkt nach 18 Monaten noch zu beobachten war (Krakow Kellner, Pathak & Lambert, 1996). In Untersuchungen an großen Patientenstichproben mit posttraumatischen Wiederholungen konnte nachgewiesen werden, dass die IRT gegenüber einer randomisierten Wartelisten-Kontrollgruppe zu einer signifikanten Abnahme der Alpträume und der PTBS-Symptomatik und einer Zunahme der Schlafqualität nach drei und sechs Monaten geführt hat (Krakow, Hollifield, Johnston, Koss, Schrader, Warner, Tandberg et al., 2001; Krakow, Johnston, Melendrez, Hollifield, Warner, Chavez-Kennedy & Herlan, 2001).

In einer Übersicht über die Effektivität und Effizienz der IRT bei der Behandlung von Alpträumen kommt Krakow (2004) zu dem Schluss, dass das Verfahren in mehr als 90 % der von ihm oder seinen Mitarbeitern angewandten Fällen gut angenommen wird und gute Erfolge erzielt, wenn die Technik mindestens einige Wochen angewandt wird. Bei Patienten mit PTBS ist der Behandlungserfolg geringer, weil mehr als ein Drittel der traumatisierten Patienten die Therapie gar nicht begonnen hat oder zu einem frühen Zeitpunkt beendet hat. Allerdings war bei den PTBS-Patienten, die die IRT für mindestens einige Wochen durchgeführt hatten, ebenfalls eine 90-prozentige Response-Rate zu beobachten. Darüber hinaus zeigte sich, dass die IRT bei PTBS-Patienten auch zu einer Reduktion der PTBS-Symptomatik führte, was vermutlich auf eine bessere Integration der Alpträume in die eigene Biografie, eine verbesserte Schlafqualität und eine erhöhte Selbstwirksamkeitsüberzeugung durch die IRT zurückzuführen ist.

Berichte über die erfolgreiche Anwendung der IRT zur Behandlung von Alpträumen bei Patienten mit PTBS liegen auch von anderen Arbeitsgruppen vor. So konnten Forbes und Mitarbeiter (Forbes, Phelps, McHugh, Debenham, Hopwood & Creamer, 2001; 2003) bei Soldaten mit einer PTBS mithilfe der IRT die Alptraumhäufigkeit und Alptraumintensität signifikant reduzieren. Dies war sowohl zum Therapieende, als auch in einer Katamnese nach 12 Monaten der Fall. Positive Effekte einer einmaligen, dreistündigen IRT-Sitzung (mit anschließendem alleinigen Üben) auf idiopathische und posttraumatische Alpträume berichten auch Germain und Nielsen (2003) und Lu, Wagner, van Male, Whitehead und Boehnlein (2009), letztere bei Katamnesezeitpunkten von drei und sechs Monaten.

Eine spezielle Modifikation der IRT für Patienten mit einer PTBS wurde von Davis und Wright entwickelt (Davis & Wright, 2006). Dieses Therapieverfahren enthält neben den IRT-Techniken Entspannung, Alptraummodifikation und Imagination noch eine spezifische und intensive Exposition des Traumageschehens und Änderung von Schlafgewohnheiten. Das sogenannte ERRT (Exposure, Relaxation & Rescripting Treatment) stellt eine erfolgreiche modifizierte Anwendung der IRT für traumatisierte Patienten dar. In einer randomisierten Kontrollstudie führte das Verfahren zu einer signifikanten Reduktion der Alptraumhäufigkeit und -intensität, von Schlafproblemen, der PTBS-Symptomatik und der Depressivität im Vergleich zu einer Wartelisten-Kontrollgruppe. Die Effekte waren auch nach einem Katamnesezeitpunkt von sechs Monaten noch stabil (Davis, 2009).

Modifikation der IRT

> **Merke:**
> Grundsätzlich können alle Alptraumtherapien, die auf der Imagery Rehearsal-Therapie basieren, als sehr effektiv bezeichnet werden.

Die Wirksamkeit der IRT bei der Behandlung von Alpträumen wird auch in einer Literaturübersicht über die Wirksamkeit verschiedener Behandlungsmethoden von Alpträumen bestätigt (Lancee et al., 2008). Die Autoren kommen zu dem Ergebnis, dass die IRT inzwischen bei der Mehrzahl der publizierten Therapiestudien zur Alptraumbehandlung angewandt wird. In allen publizierten Studien mit dieser Methode wurden dabei signifikante Verbesserungen bezüglich der Alptraumfrequenz im Intra-Gruppen-Vergleich (vor der Behandlung vs. nach der Behandlung) gefunden. Da nicht alle der Studien Kontrollgruppen hatten, sind die Aussagen zur Wirksamkeit gegenüber anderen oder keinen Behandlungen (Inter-Gruppen-Vergleich) nicht in diesem Umfang möglich. So fehlen etwa Studien, in denen die IRT mit Therapieansätzen auf der Basis des luziden Träumens verglichen wurde.

5.3   Exposition

Grundgedanke der Anwendung von Expositionsbehandlungen bei Alpträumen ist die Annahme, dass Alpträume, wie jedes andere Verhalten auch, Konditionierungsmechanismen wie Verstärkung und Löschung unterworfen sind. Bei der Exposition setzen sich die Patienten dem angstbesetzten Alptraum in ihrer Vorstellung so lange aus, bis dieser keine Angst mehr induziert. Ein Beispiel für eine Expositionsbehandlung ist die Systematische Desensibilisierung. Angstinduzierende Komponenten eines Alptraums werden identifiziert und der Patient wird für diese Komponenten desensibilisiert. Beispielsweise kann die PMR nach Jacobson oder andere Entspannungsübungen sowie positive Vorstellungsübungen eingesetzt werden, um einen angstinkompatiblen Zustand zu erlangen. Im Gegensatz zur Exposition bei

Exposition an Alpträume ist wirkungsvolles Verfahren

Phobien folgt die Exposition gegenüber Alptrauminhalten in der Regel nicht einer hierarchischen Abfolge der angstinduzierenden Alptraumsequenzen, sondern deren zeitlicher Sequenz (Halliday, 1987).

Cellucci und Lawrence (1978) verglichen die Wirksamkeit der Systematischen Desensibilisierung mit der Selbstaufzeichnung von Alpträumen und einer Placebo-Behandlung, bei der die Alpträume diskutiert wurden. Die Probanden, die die Systematische Desensibilisierung durchgeführt hatten, zeigten eine signifikant stärkere Reduktion der Alptraumhäufigkeit sowie der wahrgenommenen Intensität im Vergleich zu den beiden anderen Gruppen. Eine Studie von Miller und DiPilato (1983) erbrachte ebenfalls Evidenz für die Wirksamkeit der Systematischen Desensibilisierung bei Alpträumen gegenüber Entspannungsverfahren.

Bei der Selbstexposition werden die Patienten gebeten, ihre Alpträume zu notieren und sich diese dann noch einmal vorzustellen. Der Unterschied zur Systematischen Desensibilisierung liegt darin, dass bei diesem Ansatz weder ein schrittweises Vorgehen noch eine Entspannung erfolgen. In einer Studie von Burgess, Gill und Marks (1998) reduzierte dieser Therapieansatz im Vergleich zu einer Entspannungsbedingung und einer Wartelisten-Kontrollgruppe die Alptraumfrequenz erfolgreicher. In einer Studie von Grandi, Fabbri, Panattoni, Gonnela und Marks (2006) verbesserte sich die Alptraumsymptomatik durch eine Selbstexpositionsbehandlung von vier Wochen, verglichen mit einer Wartelistenkontrollgruppe, selbst noch in einem 4-Jahres-Follow-up. Allerdings gingen die berichteten Expositionsbehandlungen mit einer hohen Drop-Out-Rate einher. Besonders bei Patienten mit posttraumatischen Alpträumen kann die Alptraumexposition eine Belastung darstellen.

5.4   Hypnotherapie

Änderung von
Affekten durch
Hypnose

Hypnotherapeutische Verfahren werden seit langem in der Behandlung von Alpträumen erfolgreich eingesetzt. Es besteht auch eine gewisse inhaltliche Nähe zwischen Hypnose und Träumen insofern, dass beide Phänomene mit einem geänderten Bewusstseinszustand einhergehen und in ihnen dissoziative Prozesse stattfinden (Kennedy, 2002). Es wird davon ausgegangen, dass unter Hypnose die durch einen Alptraum ausgelösten Affekte leichter zugänglich und leichter verändert werden können.

Mehrere Kasuistiken bestätigten die Wirksamkeit der Hypnosetherapie bei Alpträumen. Kingsbury (1993) berichtet ein Verschwinden wiederkehrender Alpträume durch die Methode, unter Hypnose den Alptraum ab dem ursprünglichen Aufwachzeitpunkt neu zu gestalten und zu einem guten Ende zu führen. Mithilfe der Technik, unter Hypnose den Alptraum zu transformieren und bestimmte ängstigende Elemente zu verändern, konnte Kennedy (2002) bei einer Patientin wiederkehrende Alpträume beenden. Es muss

72

allerdings beachtet werden, dass für die Wirksamkeit der Hypnosetherapie bei Alpträumen bislang nur Kasuistiken und keine kontrollierten Therapiestudien vorliegen. Bei traumatisierten Patienten kann unter Umständen eine hypnotherapeutische Behandlung der Alpträume kontraindiziert sein und das Verfahren hier an seine Grenzen stoßen.

5.5 Luzides Träumen

Luzides Träumen bedeutet, dass sich eine Person der Tatsache bewusst ist, dass sie gerade träumt (Spoormaker & van den Bout, 2006). Luzide zu träumen ist eine (mehr oder weniger leicht) erlernbare Fähigkeit. Luzides Träumen kann in der Alptraumtherapie eingesetzt werden, weil es dem Träumenden ermöglicht, modulierend in die Alptraumhandlung einzugreifen. Zur Therapie von Alpträumen ist dies ein vielversprechender Ansatz, jedoch wurden bisher nur wenige Studien zur Evaluation dieses Ansatzes durchgeführt (Spoormaker, 2008). In fünf Fallstudien haben Zadra und Pihl (1997) die Effektivität des Ansatzes untersucht. Alle fünf Patienten zeigten eine Verbesserung der Alptraumsymptomatik. Gemäß den Autoren bestätigen diese Befunde die Ergebnisse anderer Studien, die ebenfalls das luzide Träumen als wirksame Therapie bei Alpträumen belegen konnten. Fraglich bleibt allerdings, ob die Luzidität die entscheidende Wirkkomponente zur Verbesserung der Alptraumsymptomatik darstellt oder ob es nicht die Fähigkeit ist, bestimmte Alptraumaspekte zu verändern. In der Studie von Spoormaker und van den Bout (2006) zeigte sich, dass Luzidität keine notwendige Bedingung für die Reduktion der Altraumfrequenz war, so dass die primär therapeutische Komponente dieses Therapieansatzes weiterhin unklar ist. Auch ist das Erlernen des luziden Träumens relativ zeitaufwendig und vermutlich nicht allen Menschen gegeben.

Bewusste Veränderung des Alptraums im Traum

5.6 Pharmakologische Therapie

Die pharmakologische Behandlung von Alpträumen konzentrierte sich in der Regel auf die Behandlung der traumaassoziierten Schlafstörungen bei Patienten mit PTBS. Es wurde eine Vielzahl von Medikamenten getestet, im Wesentlichen Antidepressiva, Anxiolytika, Neuroleptika und andere Substanzen (Prazosin, Cyproheptadin). Eine neuere Studie verwendete auch erfolgreich synthetische Cannabinoide zur Reduktion der Alptraumbelastung (Fraser, 2009). In der weit überwiegenden Anzahl handelt es sich bei den Studien um Fallberichte oder Open-Label-Studien (also ohne Verblendung und Kontrollgruppe). Generell zeigt sich bei den meisten der getesteten Substanzen eine Reduktion der Alptraumfrequenz in den Fallberichten und Open-Label-Studien. Diese Effekte konnten meist in Placebo-kontrollierten Studien nicht mehr repliziert werden (van Liempt, Vermetten, Geuze & Westenberg, 2006). Stabile Effekte auf die Reduktion der Alptraumfrequenz, die sich auch in Placebo-kontrollierten Studien zeigten, existieren vor allem für Neuroleptika und für das Antihypertensivum Prazosin.

Pharmakologische Effekte durch Verbesserung der Schlafqualität

Anxiolytika scheinen aufgrund ihrer angstlösenden Wirkung und aufgrund der Tatsache, dass sie den REM-Schlaf supprimieren, in dem die meisten Alpträume auftreten, geeignet zu sein, die Alptraumfrequenz oder Alptraumintensität zu reduzieren. Placebo-kontrollierte Experimente erbrachten durchgängig jedoch keinen Hinweis für eine positive Wirkung dieser Substanzen auf Alpträume. Dasselbe gilt für Antidepressiva der verschiedensten Stoffgruppen, von denen eine Senkung der Alptraumhäufigkeit durch Senkung des REM-Schlafanteils erwartet wurde. Das Neuroleptikum Risperidon führte in einer kontrollierten Studie zu einer Reduktion der Alptraumfrequenz (Stein, Kline & Matloff, 2002). Die Reduktion der Alpträume durch Neuroleptika, die fast ausschließlich bei Kriegsveteranen mit PTBS untersucht wurde, geht vermutlich auf eine Sedierung und Besserung der Schlafqualität zurück und scheint kein spezifischer Effekt dieser Substanzen zu sein.

Einen bedeutenden Einfluss auf die Alptraumhäufigkeit scheint hingegen Prazosin zu haben, ein Medikament, das zur Behandlung von Bluthochdruck und Prostatakrebs eingesetzt wird und antagonistisch auf den α_1-Adrenorezeptor wirkt. In mehreren doppelblinden Placebo-kontrollierten Studien an Patienten mit PTBS konnte eine signifikante Reduktion der Alptraumfrequenz durch diese Substanz bestätigt werden (Peskind, Bonner, Hoff & Raskind, 2003; Raskind, Peskind, Hoff, Hart, Holmes, Warren, Shofer et al., 2007). Die Ursachen für diese Wirkung sind nicht völlig klar, vermutlich reduziert Prasozin aber über die Blockade adrenerger Aktivität das Auftreten des leichten Non-REM-Schlafs (Schlafstadien 1 und 2) und senkt damit die Wahrscheinlichkeit für das Auftreten von posttraumatischen Wiederholungen.

Merke:

Der pharmakologischen Behandlung von Alpträumen kommt eine untergeordnete Bedeutung zu.

6   Weiterführende Literatur

Hartmann, E. (1998). *Dreams and nightmares. The origin and meaning of dreams*. New York, NY: Plenum.

McNamara, P. (2008). *Nightmares*. Westport, CT: Praeger.

Schredl, M. (2006). Behandlung von Alpträumen. *Praxis der Kinderpsychologie und Kinderpsychiatrie, 55*, 132–140.

7 Literatur

American Sleep Disorders Association. (2005). *International classification of sleep disorders: Diagnostic and coding manual (ICSD-2)* (2nd ed.). Westchester, IL: American Academy of Sleep Medicine.

Backhaus, J. & Riemann, D. (1999). *Schlafstörungen*. Göttingen: Hogrefe.

Belicki, K. (1992). Nightmare frequency versus nightmare distress: Relations to psychopathology and cognitive style. *Journal of Abnormal Psychology, 101,* 592–597.

Belicki, K. & Belicki, D. (1982). Nightmares in a university population. *Sleep Research, 11,* 116.

Berquier, A. & Ashton, R. (1992). Characteristics of the frequent nightmare sufferer. *Journal of Abnormal Psychology, 101,* 246–250.

Burgess, M., Gill, M. & Marks, I. (1998). Postal self-exposure treatment of recurrent nightmares: Randomised controlled trial. *British Journal of Psychiatry, 172,* 257–262.

Buysse, D.J., Reynolds, C.F., Monte, T.H., Berman, S.R. & Kupfer, D.J. (1989). The Pittsburgh Sleep Quality Index: A new instrument for psychiatric practice and research. *Psychiatric Research, 28,* 193–213.

Cartwright, R. (1991). Dreams that work: The relation of dream incorporation to adaptation to stressful events. *Dreaming, 1,* 3–9.

Cellucci, A.J. & Lawrence, P. (1978). The efficacy of systematic desensitization in reducing nightmares. *Journal of Behavior Therapy and Experimental Psychiatry, 9,* 109–114.

Davis, J.L. (2009). Treating post-trauma nightmares. New York, NY: Springer.

Davis, J.L. & Wright, D.C. (2006). Exposure, relaxation, and rescripting treatment for trauma-related nightmares. *Journal of Trauma & Dissociation, 7,* 5–18.

De Koninck, J.M. & Koulack, D. (1975). Dream content and adaptation to a stressful situation. *Journal of Abnormal Psychology, 84,* 250–260.

Deutsche Gesellschaft für Schlafmedizin (DGSM). (2008). Alpträume – Was kann ich dagegen tun? Zugriff am 25.03.2010 unter http://www.rzuser.uni-heidelberg.de/~ly8/alpbeh.pdf

Dilling, H., Mombour, W. & Schmidt, M.H. (1993). *Internationale Klassifikation psychischer Störungen. ICD-10 Kapitel V (F), Klinisch diagnostische Leitlinien*. Bern: Huber.

Domhoff, G.W. (1996). *Finding meaning in dreams: A quantitative approach*. New York: Plenum.

Ehlers, A. (1999). *Posttraumatische Belastungsstörung*. Göttingen: Hogrefe.

Ferenczi, S. (1934). Gedanken über das Trauma. *Internationale Zeitschrift für Psychoanalyse, 20,* 5–12.

Forbes, D., Phelps, A.J., McHugh, A.F., Debenham, P., Hopwood, M. & Creamer, M. (2001). Imagery rehearsal in the treatment of posttraumatic nightmares in combat-related PTSD. *Journal of Traumatic Stress, 14,* 433–442.

Forbes, D., Phelps, A.J., McHugh, A.F., Debenham, P., Hopwood, M. & Creamer, M. (2003). Imagery rehearsal in the treatment of posttraumatic nightmares in australian veterans with chronic combat-related PTSD: 12-month follow-up data. *Journal of Traumatic Stress, 16,* 509–513.

Fraser, G.A. (2009). The use of a synthetic cannabinoid in the management of treatment-resistant nightmares in posttraumatic stress disorder (PTSD). *CNS Neuroscience & Therapeutics, 15,* 84–88.

Freud, S. (1989). *Die Traumdeutung (1900)*. Frankfurt: Fischer.

Germain, A. & Nielsen, T. A. (2003). Sleep pathophysiology in posttraumatic stress disorder and idiopathic nightmare sufferers. *Biological Psychiatry, 54,* 1092–1098.

Giles, D. E., Kupfer, D. J., Rush, A. J. & Roffwarg, H. P. (1998). Controlled comparison of electrophysiological sleep in families of probands with unipolar depression. *The American Journal of Psychiatry, 155,* 192–199.

Görtelmeyer, R. (1986). Schlaffragebogen A und B. In CIPS (Hrsg.), *Internationale Skalen für Psychiatrie*. Weinheim: Beltz.

Görtelmeyer, R. (2011). *Schlaffragebogen A und B – Revidierte Fassung (SF-A/R und SF-B/R)*. Göttingen: Hogrefe.

Grandi, S., Fabbri, S., Panattoni, N., Gonnella, E. & Marks, I. (2006). Self-exposure treatment of recurrent nightmares: Waiting-list-controlled trial and 4-year follow-up. *Psychotherapy and Psychosomatics, 76,* 384–388.

Halliday, G. (1987). Direct psychological therapies for nightmares: A review. *Clinical Psychology Review, 7,* 501–523.

Hartmann, E. (1984). *The nightmare: The psychology and biology of terrifiying dreams*. New York, NY: Basic Books.

Hartmann, E. (1989). Boundaries of dreams, boundaries of dreamers: Thin and thick boundaries as a new personality measure. *Psychiatric Journal of the University of Ottawa, 14,* 557–560.

Hartmann, E. (1991). *Boundaries in the mind*. New York: Basic Books.

Hauri, P., Friedman, M., Ravaris, R. L. & Fisher, J. (1985). Sleep in agoraphobia with panic attacks. *Sleep Research, 14,* 128.

Hobson, A. & McCarley, R. W. (1977). The brain as a dream state generator: An activation-synthesis hypothesis of the dream process. *The American Journal of Psychiatry, 134,* 1335–1348.

Hoddes, E., Zarcone, V., Smythe, H., Philips, R. & Dement, W. C. (1973). Quantification of sleepiness: A new approach. *Psychophysiology, 10,* 431–436.

Jacobson, E. (1990). *Entspannung als Therapie. Progressive Relaxation in Theorie und Praxis*. Stuttgart: Klett-Cotta.

Janson, C., Gislason, T., de Backer, W., Plaschke, P., Björnsson, E., Hetta, J. & Kristbjarnason, H. (1995). Prevalence of sleep disturbances among young adults in three European countries. *Sleep, 18,* 589–597.

Johns, M. W. (1991). A new method for measuring daytime sleepiness: The Epworth Sleepiness Scale. *Sleep, 14,* 540–545.

Jung, C. G. (1928). *Allgemeine Gesichtspunkte zur Psychologie des Traumes*: GW Bd. 8.

Kales, A., Soldatos, C. R., Caldwell, A. B., Charney, D. S., Kales, J. D., Markel, D. & Cadieux, R. (1980). Nightmares: Clinical characteristics and personality patterns. *The American Journal of Psychiatry, 137,* 1197–1201.

Kennedy, G. A. (2002). A review of hypnosis in the treatment of parasomnias: Nightmare, sleepwalking, and sleep terror disorders. *Australian Journal of Clinical and Experimental Hypnosis, 30,* 99–155.

Kingsbury, S. J. (1993). Brief hypnotic treatment of repetitive nightmares. *American Journal of Clinical Hypnosis, 35,* 161–169.

Köthe, M., Lahl, O. & Pietrowsky, R. (2006). Habituelle Stressverarbeitung, Befindlichkeit und Verhalten nach Alpträumen. *Zeitschrift für Klinische Psychologie und Psychotherapie, 35,* 306–313.

Köthe, M. & Pietrowsky, R. (2001). Behavioral effects of nightmares and their correlations to personlity patterns. *Dreaming, 11,* 43–52.

Krakow, B. (2004). Imagery rehearsal therapy for chronic posttraumatic nightmares: A mind's eye view. In R. I. Rosner, W. J. Lyddon & A. Freeman (Eds.), *Cognitive therapy and dreams* (pp. 89–109). New York, NY: Springer.

Krakow, B., Hollifield, M., Johnston, L., Koss, M., Schrader, R., Warner, T. D., Tandberg, D., et al. (2001). Imagery rehearsal therapy for chronic nightmares in sexual assault survivers with posttraumatic stress disorder: A randomized controlled trial. *Journal of the American Medical Association, 286,* 537–545.

Krakow, B., Johnston, L., Melendrez, D., Hollifield, M., Warner, T. D., Chavez-Kennedy, D. & Herlan, M. J. (2001). An open-label trial of evidence-based cognitive behaviour therapy for nightmares and insomnia in crime victims with PTSD. *The American Journal of Psychiatry, 158,* 2043–2047.

Krakow, B., Kellner, R., Neidhardt, J., Pathak, D. & Lambert, L. (1993). Imagery rehearsal treatment of chronic nightmares: With a thirty month follow-up. *Journal of Behavior Therapy and Experimental Psychiatry, 24,* 325–330.

Krakow, B., Kellner, R., Pathak, D. & Lambert, L. (1996). Long term reduction of nightmares with imagery rehearsal treatment. *Behavioural and Cognitive Psychotherapy, 24,* 135–148.

Krakow, B. & Zadra, A. (2006). Clinical management of chronic nightmares: Imagery rehearsal therapy. *Behavioral Sleep Medicine, 4,* 45–70.

Lancee, J., Spoormaker, V. I., Krakow, B. & van den Bout, J. (2008). A systematic review of cognitive-behavioral treatment for nightmares: Toward a well-established treatment. *Journal of Clinical Sleep Medicine, 4,* 475–480.

Lang, R. J. & O'Connor, K. P. (1984). Personality, dream content and dream coping style. *Personality and Individual Differences, 5,* 211–219.

Levin, R. (1994). Sleep and dreaming characteristics of frequent nightmare subjects in a university population. *Dreaming, 4* (2), 127–137.

Lu, M., Wagner, A., van Male, L., Whitehead, A. & Boehnlein, J. (2009). Imagery rehearsal therapy for posttraumatic nightmares in U. S. veterans. *Journal of Traumatic Stress, 22,* 236–239.

Mack, J. (1989). *Nightmares and Human Conflict.* New York, NY: Columbia University Press.

McCarley, R. W. & Hobson, J. A. (1975). Neuronal excitability modulation over the sleep cycle: A structural and mathematical model. *Science,* 58–60.

Miller, W. R. & DiPilato, M. (1983). Treatment of nightmares via relaxation and desensitization: A controlled evaluation. *Journal of Consulting and Clinical Psychology, 51,* 870–877.

Müller, T. & Paterok, B. (2010). *Schlaftraining.* Göttingen: Hogrefe.

Nielsen, T. A., Stenstrom, P. & Levin, R. (2006). Nightmare frequency as a function of age, gender, and September 11, 2001: Findings from an internet questionnaire. *Dreaming, 16,* 145–158.

Ohayon, M. M., Morselli, P. & Guilleminault, C. (1997). Prevalence of nightmares and their relationship to psychopathology and daytime functioning in insomnia subjects. *Sleep, 20,* 340–348.

Ott, H., Oswald, I., Fichte, K. & Sastre-Y-Hernundez, M. (1986). Visuelle Analogskalen zur Erfassung von Schlafqualität. In CIPS (Hrsg.), *Internationale Skalen für Psychiatrie.* Weinheim: Beltz.

Pace-Schott, E. F., Gersh, T., Silvestri, R., Stickgold, R., Salzman, C. & Hobson, J. A. (2001). SSRI treatment suppresses dream recall frequency but increases subjective dream intensity in normal subjects. *Journal of Sleep Research, 10,* 129–142.

Pagel, J. & Helfter, P. (2003). Drug induces nightmares: An etiology based review. *Human Psychopharmacology, 18,* 59–67.

Peskind, E.R., Bonner, L.T., Hoff, D.J. & Raskind, M.A. (2003). Prazosin reduces trauma-related nightmares in older men with chronic posttraumatic stress disorder. *Journal of Geriatric, Psychiatry and Neurology, 16,* 165–171.

Pietrowsky, R. & Köthe, M. (2003). Personal boundaries and nightmare consequences in frequent nightmare sufferers. *Dreaming, 13,* 245–254.

Raskind, M.A., Peskind, E.R., Hoff, D.J., Hart, K.L., Holmes, H.A., Warren, D., Shofer, J., et al. (2007). A parallel group placebo controlled study of prazosin for trauma nightmares and sleep disturbances in combat veterans with post-traumatic stress disorder. *Biological Psychiatry, 61,* 928–934.

Rothbaum, B.O. & Mellman, T.A. (2001). Dreams and exposure therapy in PTSD. *Journal of Traumatic Stress, 14,* 481–490.

Saß, H., Wittchen, H.-U., Zaudig, M. & Houben, I. (2003). *Diagnostisches und Statistisches Manual Psychischer Störungen – Textrevision – DSM-IV-TR.* Göttingen: Hogrefe.

Schmidt-Degenhard, M. (1991). Zum Problem der oneiroiden Erlebnisform. *Fundamenta Psychiatria, 5,* 165–171.

Schneider, S. & Margraf, J. (2005). *DIPS – Diagnostisches Interview bei psychischen Störungen.* Berlin: Springer.

Schredl, M. (1999). *Die nächtliche Traumwelt. Eine Einführung in die psychologische Traumforschung.* Stuttgart: Kohlhammer.

Schredl, M. (2003). Effects of state and trait factors on nightmare frequency. *European Archives of Psychiatry and Clinical Neuroscience, 253,* 241–247.

Schredl, M. (2008). *Traum.* München: Reinhardt.

Schultz, I.H. (1991). *Das autogene Training.* Stuttgart: Thieme.

Solms, M. (1997). *The neuropsychology of dreams.* Mahwah, NJ: Lawrence Erlbaum.

Solms, M. & Turnbull, O. (2010). *Das Gehirn und die innere Welt.* Mannheim: Walter.

Spiegelhalder, K., Backhaus, J. & Riemann, D. (2011). *Schlafstörungen* (2., überarb. Aufl.). Göttingen: Hogrefe.

Spoormaker, V.I. (2008). A cognitive model of recurrent nightmares. *International Journal of Dream Research, 1,* 15–22.

Spoormaker, V.I., Schredl, M. & van den Bout, J. (2006). Nightmares: From anxiety symptom to sleep disorder. *Sleep Medicine Reviews, 10,* 19–31.

Spoormaker, V.I. & van den Bout, J. (2006). Lucid dreaming treatment for nightmares: A pilot study. *Psychotherapy and Psychosomatics, 75,* 389–394.

Stein, M.B., Kline, N.A. & Matloff, J.L. (2002). Adjunctive olanzapine for SSR-resistant combat-related PTSD: A double-blind, placebo-controlled study. *The American Journal of Psychiatry, 159,* 1777–1779.

Strunz, F. (1986). Luzidität im Traum. *Zeitschrift für Klinische Psychologie, Psychopathologie und Psychotherapie, 34,* 234–248.

Strunz, F. (1987). Ätiologie und Therapie der Alpträume. *Fortschritte der Neurologie, Psychiatrie, 55,* 306–321.

Tanskanen, A., Tuomilehto, J., Viinamaki, H., Vartiainen, E., Lehtonen, J. & Puska, P. (2001). Nightmares as predictors of suicide. *Sleep, 24,* 844–847.

Thüncker, J. & Pietrowsky, R. (2011). *Alpträume – Ein Therapiemanual.* Göttingen: Hogrefe.

van Liempt, S., Vermetten, E., Geuze, E. & Westenberg, H.G.M. (2006). Pharmacotherapy for disordered sleep in post-traumatic stress disorder: A systematic review. *International Journal of Clinical Psychopharmacology, 21,* 193–202.

Wittchen, H.-U., Zaudig, M. & Fydrich, T. (1997). *Strukturiertes Klinisches Interview für DSM-IV (SKID-I und SKID-II)*. Göttingen: Hogrefe.

Zadra, A.L. & Pihl, R.O. (1997). Lucid dreaming as a treatment for recurrent nightmares. *Psychotherapy and Psychosomatics, 66,* 50–55.

8   Anhang

Schlafprotokoll

Bitte morgens kurz nach dem Aufstehen beantworten.

1. Gestern Abend zu Bett gegangen und Licht ausgeschaltet um _____ Uhr

2. Hatten Sie Schwierigkeiten beim Einschlafen?   ☐ Ja ☐ Nein

3. Wie lange hat es gedauert bis Sie nach dem Licht-
   ausschalten eingeschlafen sind?   ca. _____ Min.

4. Wie haben Sie die Zeit vor dem Einschlafen empfunden?
   ☐ sehr angenehm ☐ angenehm ☐ mittel
   ☐ unangenehm   ☐ sehr unangenehm

5. Gab es gestern besondere Ereignisse?   ☐ Ja ☐ Nein

6. Wenn ja, welche? _____

   _____

7. Wenn ja, haben Sie sich mit diesen Ereignissen vor
   dem Einschlafen beschäftigt?   ☐ Ja ☐ Nein

8. Fühlten Sie sich durch den Konsum von Kaffee, Alkohol,
   Zigaretten oder Essen beim Schlafen gestört?   ☐ Ja ☐ Nein

9. Haben Sie ein Schlafmittel benutzt?   ☐ Ja ☐ Nein

10. Haben Sie durchgeschlafen?   ☐ Ja ☐ Nein

11. Gab es in der Nacht besondere Ereignisse?   ☐ Ja ☐ Nein

12. Wenn ja, welche? _____

    _____

13. War der gestrige Tag für Sie anstrengend?

☐ sehr anstrengend ☐ anstrengend ☐ mittel

☐ ein wenig anstrengend ☐ nicht anstrengend

14. Stehen Ihnen heute wichtige Ereignisse bevor? ☐ Ja ☐ Nein

15. Wenn ja, welche? _____

_____

16. Wann sind Sie heute Morgen aufgewacht? ca. _____ Uhr

17. Wurden Sie durch einen Wecker geweckt? ☐ Ja ☐ Nein

18. Wie war Ihr Schlaf? ☐ tief und ruhig ☐ unruhig und flach

Alptraumprotokoll

Bitte morgens kurz nach dem Aufstehen beantworten.

1. Können Sie sich erinnern, ob Sie letzte Nacht
   geträumt haben?   ☐ Ja ☐ Nein

2. Wenn ja, welche Gefühle hatten Sie während des Träumens?

   ☐ sehr angenehme   ☐ angenehme   ☐ neutrale

   ☐ unangenehme   ☐ sehr unangenehme

3. Wenn ja, waren Sie sich während des Träumens darüber
   bewusst, dass es sich um einen Traum handelte?   ☐ Ja ☐ Nein

4. Hatten Sie einen Alptraum?   ☐ Ja ☐ Nein

5. Wenn ja, wie lebhaft empfanden Sie diesen Traum?

   sehr lebhaft ☐   lebhaft ☐   mittel ☐   wenig lebhaft ☐

   sehr wenig lebhaft ☐

6. Wenn Sie einen Alptraum hatten, handelt es sich dabei
   um einen Traum, den Sie so oder in ähnlicher Form
   bereits öfter geträumt haben?   ☐ Ja ☐ Nein

7. Sind Sie wegen des Alptraums aufgewacht?   ☐ Ja ☐ Nein

8. Wenn ja, bestanden Schwierigkeiten wieder einzu-
   schlafen?   ☐ Ja ☐ Nein

9. Haben Sie in der Nacht geschrieen oder geschwitzt?

   Schreien: ☐ Ja ☐ Nein

   Schwitzen: ☐ Ja ☐ Nein

Fragebogen zur Aufzeichnung von Alpträumen

Dieser Fragebogen soll Ihnen dabei helfen, Ihre Alpträume detailliert aufzuzeichnen. Beantworten Sie die folgenden Fragen bitte möglichst genau. Der freie Platz unter den Fragen soll Sie ermutigen, Ihre Gedanken zu notieren und festzuhalten. Falls der Platz nicht ausreicht, nehmen Sie sich ruhig ein weiteres Blatt zur Hand. Bedenken Sie: Eine möglichst detaillierte Aufzeichnung Ihrer Alpträume ist der erste Schritt, diese zu bewältigen!

1. Frage: Haben Sie das Traumgeschehen von außen beobachtet oder waren Sie selbst involviert?

2. Frage: Haben Sie die geträumte Situation schon einmal erlebt oder war es eine fiktive, bizarre und unrealistische Situation?

3. Frage: Was haben Sie beobachtet bzw. wie haben Sie sich verhalten?

4. Frage: Was haben Sie gesehen?

5. Frage: Was haben Sie gehört?

6. Frage: Was haben Sie gerochen oder geschmeckt?

_____

_____

_____

_____

7. Frage: Haben Sie etwas gespürt? (z. B. auf der Haut)

_____

_____

_____

_____

8. Frage: Was haben Sie gedacht?

_____

_____

_____

_____

9. Frage: Welche Gefühle hatten Sie während des Traums?

_____

_____

_____

_____

10. Frage: Welche Gefühle hatten Sie nach dem Aufwachen?

_____

_____

_____

_____

Arbeitsblatt: Veränderung meines Alptraums

Welche Elemente müssen raus?	Welche Elemente müssen bleiben?	Alternativen zum ursprünglichen Traum

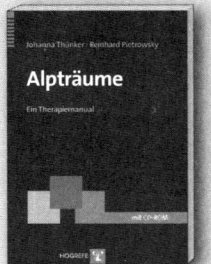

Johanna Thünker
Reinhard Pietrowsky

Alpträume

Ein Therapiemanual

(Reihe: »Therapeutische Praxis«)
2011, 106 Seiten,
Großformat, inkl. CD-ROM,
€ 39,95 / sFr. 59,–
ISBN 978-3-8017-2297-5

Das Manual liefert eine strukturierte Anleitung zur Behandlung von Patienten, die unter Alpträumen leiden. Das Verfahren basiert auf der Imagery-Rehearsal-Therapie und führt zu einem deutlichen Rückgang der Alptraumhäufigkeit und der Belastung durch Alpträume. Das Programm umfasst acht einstündige Sitzungen im Einzelsetting mit den Elementen Edukation, Entspannung, Imagination und Alptraummodifikation. Die Therapie kann für sich alleine durchgeführt oder auch als Zusatztherapie in eine weitere therapeutische Intervention integriert werden, wenn komorbide Störungen wie Depressionen oder Posttraumatische Belastungsstörungen vorliegen. Die Arbeitsmaterialien liegen auf CD-ROM vor.

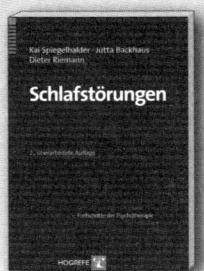

Kai Spiegelhalder · Jutta Backhaus
Dieter Riemann

Schlafstörungen

(Reihe: »Fortschritte der
Psychotherapie«, Band 7)
2., überarbeitete Auflage 2011,
VI/82 Seiten, € 19,95 / sFr. 29,90
(Im Reihenabonnement
€ 15,95 / sFr. 23,80)
ISBN 978-3-8017-2345-3

Zahlreiche Menschen leiden unter Insomnien wie Ein- und Durchschlafstörungen oder einem nicht erholsamen Schlaf und den daraus resultierenden Beeinträchtigungen der Leistungsfähigkeit oder Tagesbefindlichkeit. Die Neubearbeitung des Buches liefert evidenzbasierte Empfehlungen zur Diagnostik und Therapie von Schlafstörungen und berücksichtigt dabei aktuelle Forschungsergebnisse. Die Interventionen umfassen Psychoedukation, Entspannungsverfahren, verhaltenstherapeutische Techniken, wie z. B. die Stimuluskontrolle oder die Schlafrestriktion sowie kognitive Methoden wie Gedankenstopp.

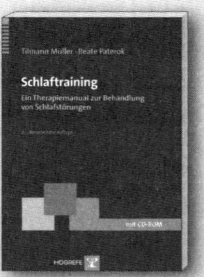

Tilmann Müller
Beate Paterok

Schlaftraining

*Ein Therapiemanual
zur Behandlung
von Schlafstörungen*

(Reihe: »Therapeutische Praxis«)
2., überarbeitete Auflage 2010,
153 Seiten, Großformat,
inkl. CD-ROM, € 36,95 / sFr. 62,–
ISBN 978-3-8017-2291-3

Das Manual beschreibt ein Gruppenprogramm zur Behandlung chronischer Schlafstörungen mit Hilfe der Schlafrestriktionstechnik. Es beschreibt das therapeutische Vorgehen in den sechs Sitzungen des Schlaftrainings. Materialien zu den Themen »Schlafedukation«, »Schlafhygiene« und Umgang mit Hypnotika sowie zur Durchführung des Programms stehen auch auf einer CD-ROM zur Verfügung. Die zweite Auflage berücksichtigt u.a. neue Erkenntnisse in den Bereichen der Pathogenese chronischer Schlafstörungen und medikamentösen Therapie.

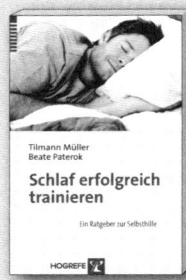

Tilmann Müller
Beate Paterok

Schlaf erfolgreich trainieren

Ein Ratgeber zur Selbsthilfe

2010, 191 Seiten, Kleinformat,
€ 16,95 / sFr. 28,40
ISBN 978-3-8017-2292-0

Viele Menschen leiden unter chronischen Ein- und/ oder Durchschlafstörungen und greifen dann häufig auf eine medikamentöse Behandlung zurück. Dieser Ratgeber enthält zahlreiche Informationen zum Thema Schlaf und Schlafstörungen. Er beschreibt ein Selbsthilfeprogramm, die sog. Schlafkompressionstherapie, dessen Wirksamkeit wissenschaftlich belegt ist. Betroffenen werden einfache Verhaltensregeln vermittelt, mit denen ein direkter körperlich wirksamer, schlafanstoßender Effekt erzielt werden kann. Sie lernen so, ihren Schlaf erfolgreich zu trainieren.

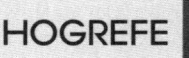

HOGREFE

Hogrefe Verlag GmbH & Co. KG
Merkelstraße 3 · 37085 Göttingen · Tel.: (0551) 99950-0 · Fax: -111
E-Mail: verlag@hogrefe.de · Internet: www.hogrefe.de

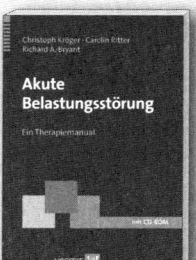

Christoph Kröger · Carolin Ritter
Richard A. Bryant

Akute Belastungsstörung

Ein Therapiemanual

(Reihe: »Therapeutische Praxis«)
2011, ca. 110 Seiten,
Großformat, inkl. CD-ROM,
ca. € 32,95 / sFr. 44,90
ISBN 978-3-8017-2418-4

Das Manual liefert einen anwendungsbezogenen Leitfaden zur Diagnostik und Behandlung der akuten Belastungsstörung.

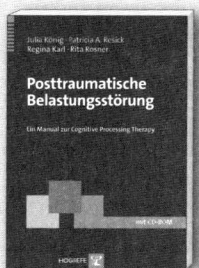

Julia König · Patricia A. Resick
Regina Karl · R ta Rosner

Posttraumatische Belastungsstörung

Ein Manual zur Cognitive Processing Therapy

(Reihe: »Therapeutische Praxis«)
2012, ca. 140 Seiten,
Großformat, inkl. CD-ROM,
ca. € 39,95 / sFr. 53,90
ISBN 978-3-8017-2419-1

Die Cognitive Processing Therapy von Patricia A. Resick ist eine bewährte, kognitiv-verhaltenstherapeutische Kurzzeittherapie zur Behandlung der Posttraumatischen Belastungsstörung.

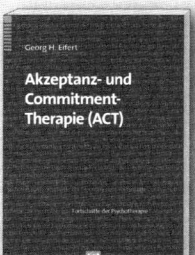

Georg H. Eifert

Akzeptanz- und Commitment- Therapie (ACT)

(Reihe: »Fortschritte der Psychotherapie«, Band 45)
2011, VII/102 Seiten,
€ 19,95 / sFr. 29,90
(Im Reihenabonnement
€ 15,95 / sFr. 23,80)
ISBN 978-3-8017-2215-9

Das Buch liefert eine prägnante und leicht zugängliche Einführung in die Grundlagen und Strategien der Akzeptanz- und Commitment-Therapie (ACT).

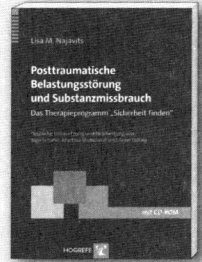

Lisa M. Najavits

Posttraumatische Belastungsstörung und Substanzmiss- brauch

Das Therapieprogramm »Sicherheit finden«

(Reihe: »Therapeutische Praxis«)
2009, 371 Seiten, Großformat,
inkl. CD-ROM, € 59,95 / sFr. 99,–
ISBN 978-3-8017-2127-5

Das evidenzbasierte Therapieprogramm bietet mit 25 flexibel einsetzbaren Sitzungen eine ideale Basis zur Behandlung von Personen mit Suchterkrankungen, die an den Folgen traumatischer Erfahrungen eiden.

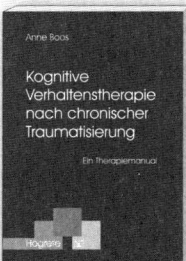

Anne Boos

Kognitive Verhaltenstherapie nach chronischer Traumatisierung

Ein Therapiemanual

(Reihe: »Therapeutische Praxis«)
2005, 202 Seiten, Großformat,
€ 36,95 / sFr. 63,50
ISBN 978-3-8017-1791-9

Das Manual beschreibt praxisnah das kognitiv-verhaltenstherapeutische Vorgehen bei Posttraumatischen Belastungsstörungen unter Berücksichtigung komorbider Störungen und Symptome.

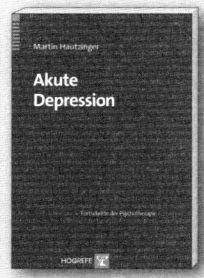

Martin Hautzinger

Akute Depression

(Reihe: »Fortschritte der Psychotherapie«, Band 40)
2010, VI/94 Seiten,
€ 19,95 / sFr. 33,90
(Im Reihenabonnement
€ 15,95 / sFr. 26,80)
ISBN 978-3-8017-2144-2

Der Band informiert praxisorientiert über die Diagnostik, die Ätiologie und die Behandlung von akuten depressiven Episoden und dysphorischen Zuständen.

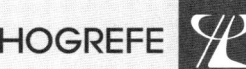

HOGREFE

Hogrefe Verlag GmbH & Co. KG
Merkelstraße 3 · 37085 Göttingen · Tel.: (0551) 99950-0 · Fax: -111
E-Mail: verlag@hogrefe.de · Internet: www.hogrefe.de